Marion Stelter

Stottern – Oft wussten wir nicht weiter

Eltern stotternder Kinder
berichten von ihren Erfahrungen

Mit Fachinformationen zum Stottern
von Corinna Lutz

DEMOSTHENES
Stottern
Wir wissen Bescheid.

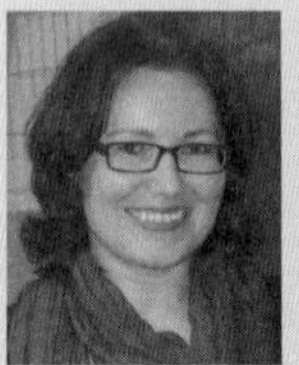

Marion Stelter, geboren 1959, ist Stotternde, lebt in Hamburg, Dipl. Kommunikations-Designerin, Soziotherapeutin Kunst HIGW, seit 1989 Mitglied der Stotterer-Selbsthilfe, aktiv in verschiedenen Gremien der BVSS, seit 2006 Schriftleitung und Gestaltung der Leserzeitschrift „Der Kieselstein" – Forum der Bundesvereinigung Stottern & Selbsthilfe.

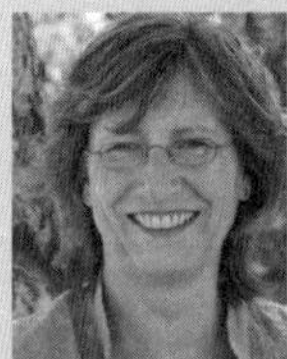

Corinna Lutz, B.Sc., Jahrgang 1956, Schulleiterin und Lehrlogopädin für den Fachbereich Stottern der Berufsfachschule für Logopädie der Ev. Krankenhaus Alsterdorf gGmbH im Werner Otto Institut in Hamburg, Gründungsmitglied der Interdisziplinären Vereinigung der Stottertherapeuten e.V. (ivs), Gründungsmitglied des Qualitätszirkels Stottern Hamburg, Mitbegründerin des Hamburger Workshops für Eltern stotternder Kinder (HAWESK), ivs-zertifizierte Stottertherapeutin.

Impressum

www.bvss.de

Titelfoto: © solovyova - Fotolia.com
Fotos: © ag visuell, Sergey Nivens, axily, Marina Zlochin - Fotolia.com
Fachliche Projektbegleitung: Corinna Lutz
Satz & Layout: Thomas Hormuth
Umschlaggestaltung: Thomas Hormuth
Druck: Medienhaus PLUMP, Rheinbreitbach
Januar 2014
Printed in Germany
ISBN 978-3-921897-73-7

Dieses Buch wurde gefördert vom Bundesministerium für Gesundheit (BMG)
www.bmg.bund.de

Inhaltsverzeichnis

Vorwort

„Stottern ist keine Sprachstörung, sondern eine Interaktions- und Kommunikationsstörung"
Wendlandt, W. 2012

Interagieren und Kommunizieren ist ein soziales Geschehen, das immer mindestens ein Gegenüber fordert. Die ersten Kommunikations- und Interaktionserfahrungen sammeln wir innerhalb der eigenen Familie. Ob die Interaktionspartner Mutter, Vater, Bruder, Schwester, Oma, Stiefvater, Kindermädchen oder andere Mitglieder des Familiensystems sind – sie sind meist diejenigen Personen, die zuerst wahrnehmen, wenn ein Kind zu stottern beginnt. Da entsteht mit einem Mal eine Irritation sowohl bei dem Kind als auch bei den Erwachsenen. Das Sprechen des Kindes scheint seine Leichtigkeit zu verlieren, was verständlicherweise zu Unsicherheiten im Miteinander führt. Dies sind in der Regel die ersten Anzeichen von beginnendem Stottern.
Viele Experten haben sich bereits dem Thema Stottern gewidmet und sich mit ihren Werken an Betroffene, Therapeuten und Angehörige gewandt. Darüber hinaus wissen wir, wie wichtig der Austausch zwischen den Eltern stotternder Kinder ist. Sie schöpfen daraus Mut und erleben, dass sie nicht alleine sind in der Bewältigung der besonderen Herausforderung, die ein Leben mit einem stotternden Kind mit sich bringt.
Die Autorin des vorliegenden Buches hat es sich zur Aufgabe gemacht, die Eltern als Fachleute zu befragen. Die Texte geben auf eindrucksvolle Weise einen Einblick in das Auf und Ab, das Mütter und Väter stotternder Kinder in ihrem persönlichen Familienhafen erleben und wie sie ihren ganz eigenen Weg des Umgangs gefunden haben. Es wird deutlich, inwieweit das Stottern ihrer Kinder ihr Leben und auch ihren Blick auf das eigene Kind beeinflusst und verändert.
Das Stottern und die Reaktionen darauf liegen so nahe beieinander, dass sie kaum voneinander zu trennen sind. Mit einem liebevollen Blick fürs Detail und einer vertrauenschaffenden Art gelingt es Marion Stelter in den Interviews, Momente genau dieser Emotionen einzufangen, die Eltern eines stotternden Kindes erfahren.
Ihre ganz persönlichen Ängste und Wünsche, ihr Mitgefühl, ihr Schmerz, ihre Hoffnungen und ihr Stolz auf ihr Kind erlauben einen völlig anderen Blick auf das Stottern und die Facetten einer Interaktionsstörung, die von so großer Bedeutung für eine Familie und eben doch nur ein kleiner Teil eines Menschen ist.

Josefine Burth, Corinna Lutz
Qualitätszirkel Stottern, Hamburg

Zur Einführung

Mit diesem Buch hat sich für mich ein lang gehegter Wunsch erfüllt. Seit vielen Jahren beschäftigt mich das Thema ‚Eltern von stotternden Kindern'. Meine eigene Kindheit, in der ich stotterte, liegt etwa fünf Jahrzehnte zurück. Damals war es in meiner Familie sehr problematisch, über das Stottern zu sprechen. Diese Erfahrung begleitet mich ein Leben lang.

Für dieses Buch habe ich liebevolle und starke Eltern kennengelernt. Das war berührend und beruhigend für mich. Es ist viel passiert in den letzten Jahrzehnten, besonders in den Familien und bei den Stottern behandelnden Berufsgruppen. Es gibt auch positive Entwicklungen in Schulen, Kindergärten und bei der öffentlichen Darstellung von Stottern – es bleibt jedoch immer noch ein riesiger Bedarf an Aufklärung.

Zwischen Eltern und Kindern ist Stottern oft kein Tabuthema mehr, so wie ich es selbst noch kennengelernt habe. Und es gibt immer mehr sehr gut ausgebildete Fachleute, die sich explizit mit Stottern und dessen Behandlung auskennen. Die heutigen stotternden Kinder wachsen anders auf als viele Generationen zuvor und einige sind sehr selbstbewusst im Umgang mit ihrem Stottern. Das macht viel Hoffnung.

Es ist immer noch ein kurvenreicher, oft steiniger Weg mit dem Stottern, sowohl für die Kinder als auch für die Eltern. Häufig kommt die Auflösung des anfänglichen Schocks erst nach einigen wenig hilfreichen und zum Teil kostenintensiven Erfahrungen. Die Eltern, meistens die Mütter, finden den ganz persönlich ‚richtigen' Spezialisten für ihr Kind oft nur durch eigene Initiative und häufig durch Recherche im Internet. Erst dann können sie sich mit dem Stottern konstruktiv auseinanderzusetzen und lernen es zu akzeptieren. Wenn ein Kind stottert, ist die ganze Familie betroffen und muss den Umgang damit erlernen. Die heutigen Therapien beziehen deshalb Eltern und andere Bezugspersonen des Kindes wesentlich in den Ablauf mit ein.

Diese acht beispielhaften Gespräche zeigen, wie unterschiedlich die Erfahrungen und der Umgang mit Stottern sein können. Bei allen Familien ist ein Punkt erreicht, wo ein erfülltes Leben für das Kind auch mit Stottern vorstellbar geworden ist.

Immer wieder spuken in den Köpfen Überlegungen, dass in der Familie ‚irgendetwas nicht stimmt', wenn das Kind stottert. Das wird ad absurdum geführt, wenn man diesen Müttern und Vätern zuhört. Hier wurde das Stottern in jahrelangen Prozessen angenommen. Manchmal zieht sich das Stottern zurück, manchmal bleibt es da und die Gefühle und der Umgang damit können sich entwickeln und verändern. Meistens verändern sich mit einer entspannteren Haltung auch die Symptome.

Eines steht fest: wenn Stottern da ist, bestimmt es das Leben wesentlich. Es mischt sich ein. Wir leben damit – wie auch immer. Das können wir selbst bestimmen.

Dieses Buch ist kein umfassender Elternratgeber im üblichen Sinne (siehe „Mein Kind stottert – was nun?"/BVSS), sondern hier wird der Fokus ganz speziell auf die Eltern gerichtet – und diese sprechen für sich selbst. Die ergänzenden, informativen

Texte greifen einzelne Themenbereiche aus den Gesprächen auf. Im Anhang finden Sie Empfehlungen für weitere Literatur und entsprechende Anlaufstellen.
Besonders gefreut habe ich mich, dass Corinna Lutz von der Berufsfachschule für Logopädie in Hamburg und Mitbegründerin des Hamburger Workshops für Eltern stotternder Kinder sich bereit erklärt hat, die fachliche Projektbegleitung zu diesem Buch zu übernehmen. Vor etwa 22 Jahren war ich selbst bei ihr in logopädischer Behandlung.

Marion Stelter

Mein besonderer Dank gilt allen Eltern, die mit ihrer Offenheit dieses Buch erst möglich gemacht haben, den Logopäd/inn/en und Sprachtherapeut/inn/en Josefine Burth, Bettina Freerk, Corinna Lutz, Ingeborg Mayer, Robert Richter, Bettina Scheidegger und Georg Thum, Gerd Riese und Birgit Kausch für ihre Korrekturen und nicht zuletzt der Bundesvereinigung Stottern & Selbsthilfe e.V..

Anmerkung:
Aus Gründen der besseren Lesbarkeit wurde in der Regel die männliche Schreibweise verwendet. Wir weisen an dieser Stelle ausdrücklich darauf hin, dass sowohl die männliche als auch die weibliche Schreibweise für die entsprechenden Beiträge gemeint ist.

„Er ist einfach ein cooler Typ – Ich zieh den Hut vor ihm."

Mitte März ist es immer noch wie im Winter. Gestern sind wieder 15 cm Neuschnee gefallen. Familie Richter hat gerade Anfang des Monats dieses villenartige Haus am Rande eines Moorgebiets bezogen. Um 10 Uhr morgens begrüßt mich Margit Völker an der Tür mit dem kleinen Wilhelm auf dem Arm. Die schlanke Frau trägt eine Strickjacke mit Zopfmuster und Fellkragen. Aus dem Wohnzimmer kommt ein Rauhaardackelbaby neugierig auf mich zu getapst.

Nach drei Jahren in Ägypten sind Richters vor zirka anderthalb Jahren wieder nach Deutschland zurückgekommen. Ihr Mann hatte dort beruflich zu tun. „Ja, wir haben die Unruhen damals in Kairo miterlebt. Das war sehr aufregend und hat auch unser Leben dort beeinflusst."

Wir gehen durch die neue Küche, klares, modernes Design mit glatten, grauen Flächen bis unter die Decke. Im lichtdurchfluteten Wintergarten schmücken farbige Ostereier Zweige und zwei Hasen. Einer aus Schokolade und einer aus einem lila glänzenden Material künden vom nahenden Osterfest. Mit frisch gebrühtem schwarzen Tee nehmen wir Platz an einem rustikalen Holztisch. Ein Tisch, groß genug für eine Familie mit vier Kindern. Der älteste Sohn Thomas ist zehn Jahre alt und stottert seit seinem fünften Lebensjahr.

Margit Völker fängt an zu erzählen: „Uns hat es sehr überrascht, als unser Sohn mit fünf Jahren anfing zu stottern. Das war wirklich von heute auf morgen, dass er das H nicht mehr rausgebracht hat. Er saß am Tisch und machte den Mund auf und es ging nichts mehr – gar nichts mehr. Es kam nichts raus, es kam nichts rein und er saß einfach mit offenem Mund am Tisch da. Es war merkwürdig."

Sie überlegt: „Mein Bruder hat mal ein halbes Jahr gestottert. Das habe ich dann im Nachhinein rausgefunden. Ein Onkel meiner Mutter war als Erwachsener ein ganz starker Stotterer. Aber es war nie wirklich ein Thema bei uns. Es war nichts, wo wir irgendwie Berührungspunkte gehabt hätten. Es hat uns wirklich mit voller Wucht getroffen und auch mit diesen Selbstzweifeln: Sind wir schuld, dass unser Sohn stottert? Das hat uns in den ersten zwei Monaten sehr beschäftigt, bis dann auch wirklich die Diagnose stand, dass er stottert. Wir dachten: Vielleicht ist es ja nur eine Phase und es geht wieder weg.

In der Zeit damals war bei uns alles im Umbruch. Wir waren gerade umgezogen und hatten nun die Kinder eingeweiht, dass wir bald nach Ägypten gehen werden. Unser drittes Kind war damals gerade geboren worden. Die Greta war sehr anstrengend und hat sehr viel Aufmerksamkeit erfordert."

Der Blick nach draußen fällt auf verschneite Sträucher und Bäume. Der Himmel ist bedeckt. Die niedrige Fensterbank zieren geschmackvoll ausgewählte, dekorative Gegenstände.

„Thomas ist der Älteste. Er ist sehr differenziert, ist sensibel, sehr weit für sein Alter und, ähm, ja und plötzlich sitzt dieses Kind, das immer gern erzählt hat, am Tisch und kriegt die Worte nicht raus.
Es war auf der einen Seite schlimm zu sehen wie das Kind damit umgeht und auf der anderen Seite gab es für uns die Fragestellung: Was haben wir falsch gemacht? Wir haben dann sehr differenziert auf uns geguckt und haben die Ursache bei uns gesucht – uns gefragt, was haben wir falsch gemacht.
Für unsere besten Freunde, ein Paar, das meinem Mann seit Studentenzeiten eng verbunden ist, war es ganz klar – wir sind zu streng, wir sind zu autoritär. Ich hatte vorher ein sehr gutes Verhältnis zu ihnen und hätte es nie in Frage gestellt. Dann hat es diesen Bruch in unserem Verhältnis gegeben. Ich kann es ihnen bis heute nicht wirklich verzeihen, dass sie uns damals so in Frage gestellt haben. Anstatt uns zu bestärken und zu sagen: Komm, ihr kriegt das hin, macht euch schlau – und so. Und sie haben dann auch immer wieder so reagiert. Wenn Thomas stärker gestottert hat, dann waren wir wieder zu streng. Und wenn er weniger gestottert hat: Ach guck mal, es geht ja weg. Das fiel mir besonders schwer."

Der kleine Wilhelm nimmt nebenan in der Küche die unterste Schublade des Schrankes auseinander und klemmt sich die Finger. Er weint. Frau Richter springt auf und beruhigt ihn. Dann sitzt er auf ihrem Schoß bei uns am Tisch.

„Meine Eltern, die hier vor Ort wohnen, die nehmen es deutlich gelassener auf", sagt sie. „Die erste Logopädin, wo Thomas wegen seines Lispeln war, die hat das Stottern nicht erkannt. Die sagte: Das geht weg, machen Sie sich keine Sorgen. Meine Mutter hat mich dann gedrängt, das genau abzuklären. Gerade auch im Hinblick darauf, dass wir ins Ausland gehen wollten und dann keine adäquate Therapie dort ist. Dann war ich bei einer anderen Logopädin, die ihn genau untersucht hat und unter anderem auch das Stottern bestätigt hat. Sie kannte sich mit Stottern aber nicht so gut aus und hat den Kontakt zum Qualitätszirkel Stottern hier in Hamburg hergestellt. Dort hatten wir ein Gespräch, das dann der Befreiungsschlag für uns war. Frau K. sagte damals: ‚Das Leben ist bunt. Was glauben Sie eigentlich, wovor Sie Ihr Kind bewahren können? Das Leben ist einfach so wie es ist, und die Kinder müssen auch damit leben, dass es so ist. Wir können ihn nicht vor dem Leben beschützen, sondern wir müssen ihn auch da rauslassen.' Nicht ins Ausland zu gehen, würde ja nichts wieder rückgängig machen.
Sie hat uns zwei Stunden lang komplett aufgeklärt, was Stottern eigentlich ist, und uns Infomaterial mitgegeben. Das habe ich gleich weitergereicht an meine Eltern und enge Freunde. Frau K. hat uns an eine Logopädin verwiesen, die sich sehr gut mit Stottern auskennt. Das war dann ganz toll. Sie hat mit Thomas nach der Lidcome-Methode gearbeitet. – Das war alles ein halbes Jahr vor unserer Abreise. Uns saß die Zeit im Nacken. – Ich wurde von ihr so angeleitet, dass ich die Therapie in

Ägypten allein weiterführen konnte. In den Ferienzeiten, wenn wir in Deutschland waren, haben wir bei ihr Therapiestunden bekommen.
Die Kinder sind in Ägypten in eine englischsprachige internationale Schule gekommen. Anfangs konnten sie kein Wort Englisch und haben innerhalb eines Vierteljahres die Sprache gelernt. Es war eine ganz tolle Schule, die allerdings dort direkt keine Sprachtherapie anbieten konnte. Im britischen System gibt es eine Art Rundumbetreuung, das heißt: Therapie und Schule gehen Hand in Hand miteinander um. Die Lehrer werden von Therapeuten angewiesen. Ich habe das als ein sehr rundes Konzept empfunden. ... Dort wurde Thomas einfach die Zeit gegeben, die er brauchte. Die englischen Therapeutinnen haben ganz anders gearbeitet als hier, zum Beispiel mit Langsamsprechen. Das war für Thomas in dem Moment okay, aber nicht so ganz das Richtige."

Sie schaut kurz aus dem Fenster. „Er ist ein sehr intensives Kind, das jeden anquatscht. Ohne Sensibilität dafür, dass es stottert. Das kann sehr irritierend sein. Er hat in der Schule jedoch nie Probleme gehabt. Auch als wir zurückgekommen sind, war das Stottern hier in der neuen Klasse kein Problem. Er war nie ein Mobbingopfer. Er redet ohne Punkt und Komma und fordert es auch ein, dass man ihm zuhört. Er ist jetzt zum Klassensprecher gewählt worden. Das ist schon bewundernswert ...
Als wir nach Deutschland zurück wollten, wollte er nicht mitkommen. Er wollte in ein anderes Land, eine andere Sprache ... Er wollte was Neues sehen! So ist er! Ich zieh meinen Hut vor ihm."

Das Kind auf ihrem Schoß brabbelt vor sich hin und spielt mit einer blauen Kunststoffklammer zum Verschließen von Plastiktüten aus der Küche. Ab und zu steht sie auf und geht ein paar Schritte. Ernsthaft und konzentriert ist sie bei der Sache.

„Es war ein ständiges Auf und Ab über die Jahre. Ich hatte das Gefühl, dass sich Umbrüche in seinem Stottern zeigten. Sei es, dass ein Freund weg geht oder dass innere Umbrüche passieren oder er sich über etwas ärgert. Das merkten wir dann. Aber es war nie mehr so stark wie am Anfang, als er mit offenem Mund da saß und nichts rausbrachte. Er war zwischendrin auch blockfrei. Es kam dann im Laufe der Zeit immer wieder, dass er wieder mehr Blocks hatte. Aber es war nie so, dass es ihn irgendwie belastet hat. Das ist, glaube ich, der ganz große Pluspunkt bei ihm." Sie schaut verschwörerisch und raunt mir zu: „Es ist ihm einfach so egal ...". Als dürfe dies eigentlich nicht so sein.
„Er wird von anderen natürlich auch mal angemacht. ‚Warum sprichst du so komisch?' Er sagt dann: ‚Ich stotter' halt.' ‚Warum?' ‚Weiß der Geier – ist halt so.' Er hat zum Glück nie die Erfahrung gemacht, dass er gemobbt oder geärgert wurde wegen seines Sprechens. Er war immer ein guter Kumpel und total loyal. Er ist einfach ein cooler Typ."

Vor dem Fenster schweben ganz zarte leichte weiße Flocken vom Himmel. Frau Richter schaut mich aus graublauen Augen mit einem sehr direkten offenen Blick an und setzt wohldurchdacht ihre Worte.

„Für mich persönlich als Mutter war es so: Mein perfektes Kind hat einen Makel! Was denken die anderen? – Auch Scham. Es gab Situationen, wo ich mich geschämt habe, als mein Kind gesprochen hat. Es war für mich wichtig, Fremden gegenüber gleich klarzustellen, dass Thomas stottert. Ich habe auch ganz offensiv gesagt: Das ist nicht unsere Schuld. Es war für mich wichtig klarzustellen, ich bin nicht schuld daran.
Ich hatte das Gefühl: Mein Kind ist nicht perfekt – was es ja vorher war, im Nachhinein betrachtet. Dann haben wir überlegt, ausgelöst durch unsere Freunde, sind wir tatsächlich zu streng? Bin ich eine schlechte Mutter? Ja – bin ich eine schlechte Mutter?
Ich hatte drei Kinder damals. Greta, die dritte, hat mich in dieser Zeit extrem beansprucht. Da habe ich manchmal gedacht, ich hätte Thomas vernachlässigt. Es war einfach so viel im Umbruch durch unseren Auslandsaufenthalt und ich habe überlegt: Wie kriege ich das alles hin mit den drei Kindern? Und dann war natürlich anfangs das Gefühl: Der Junge hat einen so harten Weg vor sich. Wie wird es für ihn weitergehen? Da habe ich noch so wenig gewusst. Wie kann ich ihn davor beschützen? Das war ziemlich am Anfang. Auch dann in Ägypten hat mich sehr stark bewegt, wie ich das alles schaffen kann. Verpassen wir vielleicht etwas in der logopädischen Behandlung hier im Ausland? Wir hatten schlaflose Nächte: Wie kriegen wir, um Himmelswillen, das alles hin?
Mein Mann war sehr stark beansprucht durch die neuen beruflichen Herausforderungen. Er hatte große Probleme mit Thomas' Stottern – auch durch die Reaktionen seiner Freunde. Der Vorwurf, er wäre zu streng, hat ihn sehr verunsichert. Dadurch, dass er nicht so oft mit den Kindern zusammen war, kamen einige seiner Reaktionen vielleicht etwas ‚streng' rüber, was bestimmt nicht so gemeint war. Wie gehe ich mit meinem Kind um? Darf ich jetzt Nein sagen? Oder ist das zu streng? Bei ihm war das Schamgefühl deutlich hartnäckiger als bei mir. Es war ihm peinlich, wenn Thomas sprach. – Und dann die Scham darüber, dass man sich schämt.
In der Männerwelt, da musst du stark sein. Und man hat ja auch das Bild des Stotterers vor Augen, wie sie dargestellt werden, meistens als Deppen. So ein Kind möchte man ja nicht haben.
Wir haben immer gehofft, es geht über Nacht weg. Gott, wie habe ich mir das gewünscht!"

Verschmitzt schaut der kleine Wilhelm um das Stuhlbein und nimmt Kontakt zu mir auf. Er ist ein entspanntes, freundliches, ruhiges Kind.

Die Mutter überlegt kurz und spricht weiter: „Ich habe meinen Frieden damit vor zwei bis drei Jahren gemacht. Ich sage mir nun: Wir tun, was wir können. Ich warte nicht mehr auf das Wunder. Das habe ich ad acta gelegt. Das ist nicht mehr lebensnotwendig. Okay, das ist etwas, womit er einfach leben lernen muss, und ich versuche ihn dafür zu rüsten. Wir versuchen, ihm Werkzeuge und Methoden an die Hand zu geben, dass er damit in jeder Situation in irgendeiner Weise umgehen kann. Er weiß, dass wir jederzeit hinter ihm stehen, egal was ist. Das gibt ihm Sicherheit und Selbstvertrauen. Wenn Konflikte auftreten, dann bin ich da und bereit, Gespräche zu führen. So, wie er es sich vorstellt. Ich frage ihn vorher und lasse ihn selbst entscheiden, wie er das gerne haben möchte.
Als wir nach Deutschland zurückgekommen sind, war es eine ganz große Hilfe für mich mit dem Qualitätszirkel Stottern in einem Netz von Logopäden aufgefangen zu sein. Hier gab es einen Workshop für Eltern stotternder Kinder. Das war gigantisch! Es hat noch mal sehr viel in meinem Mann bewegt. Es waren dort auch viele andere Väter. Und – es waren ganz normale Leute! Differenzierte Menschen, viele Akademiker. Das war für meinen Mann ganz wichtig zu sehen, dass wir nicht alleine damit sind. Das wussten wir natürlich irgendwie. Aber dann zu erleben, es gibt andere, die sich mit genau denselben Dingen auseinandersetzen, ist noch mal etwas ganz anderes. Für mich war dieser Elternworkshop besonders wichtig, weil ich dort meinen Mann mit seinen eigenen Themen für sich stehen lassen konnte, ohne eine Vermittlerrolle einzunehmen. Ich war immer die Mittlerin zwischen dem Kind, der Logopädin und dem Vater. Mein Mann hat sich natürlich auch die Zeit genommen, zur Logopädin mitzugehen und seine Fragen zu stellen. Und trotzdem war ich immer irgendwie dazwischen. Es tat mir bei diesem Elternworkshop sehr gut, zu sehen wie gut es ihm danach ging.
Unser Motto ist jetzt: Thomas stottert halt, aber er ist ein toller Kerl. Er stottert. Na und! Wir tun, was wir können, um ihn fürs Leben zu rüsten. Aber wir können es nicht ändern."

Margit Völker setzt wieder ein: „Ach, wenn ich zurückdenke. Die erste Logopädin hat damals gesagt: ‚Sie müssen auch mal drüber lachen können.' Das habe ich nur ein Mal gemacht! – Thomas war empört. – Nie wieder. Im Inneren habe ich irgendwie gewusst, das geht so nicht. Aber ich war so unsicher. Ich wusste einfach nicht, wie soll ich mich am besten verhalten. Was soll ich tun?
Ich bin ein sehr intuitiver Mensch und erziehe sehr intuitiv. Für mich war es dann so, als hätte ich die Botschaft bekommen: Ich mache alles falsch, weil mein Kind stottert. Als Mutter: Fünf! Setzen! Das hat mich damals als Person total in Frage gestellt. Und genauso ging es auch meinem Mann. Wir standen beide vor einem Abgrund und dachten: Was machen wir denn jetzt? Und dann sagen die Freunde auch noch: Ihr seid zu streng. Auch dann noch als sie die Infobroschüren bekommen haben, in denen stand, dass es genetisch bedingt ist und nur eines Auslösers bedarf.

Wenn es jemand in sich trägt, ist es einfach sehr wahrscheinlich, dass es ausbricht. Und das kann dann alle möglichen Ursachen haben, die Einschulung oder die Reise nach Ägypten oder ein neues Geschwisterchen. Davor kann man ein Kind nicht beschützen. Das war, glaube ich, die schwierigste Phase."

Ich frage: „Welche Rolle spielt das Stottern zwischen den Geschwistern?"

„Klara ist zwei Jahre jünger als Thomas. Sie war zwei, als Thomas anfing zu stottern. Ich weiß gar nicht, wie sie das wahrgenommen hat, dass sich da was geändert hat. Nur ein Mal hat sie sein Stottern nachgemacht. Thomas hat sehr klar gezeigt, dass er das nicht in Ordnung findet und dass sie das gefälligst zu lassen hat.
Die beiden sind wirklich sehr nah miteinander und aufeinander bezogen, dabei ist Thomas ganz klar der Stärkere. Thomas ist der emotionale Halt für Klara und füllt diesen Part komplett aus. Er hat sie auf dem Schulhof beschützt, als sie im Kindergarten der britischen Schule war, und ist erst in den Klassenraum zurückgegangen, wenn Klara ihm signalisiert hat: ‚Go!'. Er geht für sie mit dem Beispiel voran: Komm, du schaffst das! Sein Stottern ist zwischen den beiden gar kein Thema. Sie selbst ist sprachlich völlig unauffällig."
Sie zögert: „Einmal gab es in den Anfangszeiten eine Situation, wo Klara eine neue Freundin kennengelernt hat und etwas angeben wollte. Thomas hat zu der Zeit wirklich ganz extrem gestottert. Das war problematisch und Thomas hat sich zu Recht über seine Schwester tierisch aufgeregt. Klaras Verhalten war nicht in Ordnung. Ich habe mir dann beide geschnappt und Klartext geredet, dass ich das so nicht möchte und auch nicht dulde! Danach ist nie wieder so etwas aufgetaucht.
Greta, die dritte kennt es ja nicht anders. Für sie gehört es mit dazu. Sie ist jetzt fünf und zeigt kein Stottern, allerdings ist sie sprachlich verzögert und deshalb in logopädischer Behandlung. Wahrscheinlich liegt es am Auslandsaufenthalt und der Mehrsprachigkeit in der Sprachentwicklungszeit.".

Wilhelm ist nun bei seinem roten Sitzpferdchen aus Gummi angekommen und macht sich daran zu schaffen.
„Bei den Freunden von Thomas ist Stottern gar kein Thema. Er geht so dermaßen selbstbewusst damit um, dass er neulich in einem therapeutischen Seminar stotternd über ein Megafon bei MacDonald ein „Happy Meal" bestellt hat. Kein anderer im Seminar hat sich das getraut. Auch ich könnte das nicht und bewundere das. Ich ziehe meinen Hut vor ihm ... Wir hatten anfangs gehofft, dass er im Englischen vielleicht nicht stottert – aber er stottert in beiden Sprachen gleich stark."

Nachdenklich schaut sie mich an: „Freunde von uns haben vor anderthalb Jahren ein Mädchen bekommen. Sie hat mit 6 Monaten Leberkrebs bekommen. Die Kleine ist operiert worden und der Tumor konnte, Gott sei Dank, ganz entfernt werden. Es

stand drei, vier Monate auf Messers Schneide und es ist immer noch nicht klar, welche Spätfolgen bleiben werden. Da bin ich plötzlich richtig dankbar geworden und es ist mir klar geworden, dass mein Sohn ja ‚nur' stottert – er stirbt nicht daran. Da hat sich irgendwie was zurechtgerückt und hat alles seinen Platz gefunden. Es ist nur, dass die Worte nicht so rauskommen wie die Umwelt es erwartet. Aber er ist schlau. Er ist ein toller Typ.
Wenn die Umwelt nicht so ein Druck ausüben würde und man nicht das perfekte Kind haben müsste, dann würden viele Eltern viel entspannter damit umgehen, dass die Kinder so sind wie sie sind. Heute wird alles therapiert und die Kinder müssen immer funktionieren. Früher war man da viel entspannter und hatte viele Kinder. Je weniger Kinder da sind, desto stärker ist die Fokussierung auf das einzelne Kind, und das wird zur Bürde für das Kind. Ich habe vier Kinder und nicht die Zeit, mich um alles zu kümmern. Gewisse Dinge müssen die Kinder für sich alleine klären. Heute müssen viele Kinder wie kleine Erwachsene sein, mit prall gefülltem Terminkalender. Die Kinder müssen oft für die Wünsche und Träume der Eltern herhalten. Das übt einen starken Druck aus.
Als wir hier in Hamburg in die neue Schule gekommen sind, haben wir sofort ein Elterngespräch beantragt und sind ganz offensiv auf die Lehrer zugegangen. Wir haben gesagt: ‚Passen Sie mal auf: Unser Sohn stottert. Es ist mal stärker, mal weniger stark. Wir sind in logopädischer Behandlung. Wir haben Kontakte. Möchten Sie, dass wir den Kontakt zur Logopädin herstellen?' Dann konnten sich die Lehrer schlau machen, denn viele wissen erstmal gar nichts damit anzufangen und sind sehr hilflos. Die kommen heute in Klassen mit über 20 Kindern und sind dann vielfältig konfrontiert mit Legasthenie, ADHS und Dyskalkulie, und dann stottert auch noch einer. Die können nicht der Fachmann für alles sein. Aber ich erwarte, dass sie sich zumindest schlau machen über das Thema. So sind wir auf die Lehrer zugegangen. Wir haben gesagt: ‚Wir sind gerne Brückenbauer. Vieles wird auch im Gespräch mit Thomas klar werden. Wenn Sie Fragen haben, sind wir jederzeit da.'
Die Klassenlehrerin von Thomas hat ihn neulich gebeten, einen Artikel für die Schülerzeitung über das Stottern zu schreiben. Auch als er von seinem Stotter-Seminar kam, hat die Lehrerin ihn gebeten, vor der Klasse ein Referat darüber zu halten. Das hat er auch gleich zwei Tage später gemacht und hatte sein Diktaphon dabei, um es für mich aufzunehmen. Wir haben es unserer Logopädin vorgespielt. Die war zu Tränen gerührt und wollte die Aufnahme gern haben, um es anderen stotternden Kindern vorzuspielen. Ich glaube, wenn man den Kindern einen Raum dafür schafft, offen dazu zu stehen, damit ist schon ganz viel gewonnen. Es wird dann ein Thema daraus gemacht.
Manchmal muss es einfach schnell gehen, hier zuhause und auch im Klassenraum. Manchmal ist dann nicht die Geduld da – und da muss man sich wirklich am Riemen reißen und sagen: ‚Entweder ich nehm' mir jetzt die Zeit dafür oder wir müssen es verschieben und du musst es im Kopf behalten für später.' Dieses Recht haben auch

die Lehrer. Eine offene Kommunikation von beiden Seiten ist das A und O. Wenn es Probleme gibt, müssen die offen angesprochen werden. Ich finde es wichtig, dass er keinen Schonraum in der Schule hat. Er liest vor, wie alle anderen auch. An Tagen, wo er etwas stärker stottert, liest er auch, dann eben nicht so viel. Er muss auch, wie die anderen, einen Vortrag halten. Es wird ihm nichts geschenkt. Es mag bei anderen stotternden Kindern vielleicht anders sein, aber Thomas macht es ja auch nichts aus. Er ist sogar zum Klassensprecher gewählt worden. Und er macht es gut. Er schlichtet Streit und geht in Situationen rein, wo andere geärgert werden."

Wir trinken einen Schluck Tee aus großen Tassen mit einem kobaltblauen Dekor. Sie fährt fort: „Ganz wichtig finde ich auch, dass man mit dem Kind Rücksprache hält und fragt: ‚Wie möchtest du es jetzt eigentlich?' Wenn er es will, trete ich für ihn ein, aber ich klammer ihn dabei nicht aus, sondern spreche alles mit ihm ab. Das Stottern kann er nicht steuern, aber alles andere sollte er selber steuern können."

Ich frage: „Wie stellen Sie sich die Zukunft ihres Sohnes vor?" – „Er möchte gerne Ingenieur werden, Maschinenbauer. Technik und Mathematik faszinieren ihn sehr. Er hat einen riesigen Wortschatz und gerade im Verbalen wahnsinnige Fähigkeiten. Ich könnte mir schon sehr gut vorstellen, dass er in den Maschinenbau geht – aber durchaus auch, dass er sich vor Leute hinstellt und Vorträge hält." Bei der Vorstellung lächelt sie.

„Was wünschen Sie sich für sich selbst?" – „Ich wünsche mir, dass es weiter so glücklich und rund für uns läuft, wie es jetzt läuft. Wir haben unheimlich viel in den letzten zehn Jahren erreicht. Wir haben vier Kinder. Wir waren in Ägypten. Wir haben jetzt das Haus gekauft. Es läuft einfach toll. Wir sind gesegnet. Das Stottern ist vielleicht etwas, wo wir ein bisschen Demut lernen sollen, was uns nicht abheben lässt. Eine befreundete Hebamme sagte mal zu mir: ‚Mit jedem Kind bekommt jemand ein Lehrstück.' Bei jedem Kind lernt man etwas. Und so ist es auch. Und das ist gut und richtig – das muss man akzeptieren."
„Was möchten Sie anderen Eltern, die noch am Anfang stehen, auf ihren Weg mitgeben?"

Nach kurzem Überlegen kommt ganz klar und überzeugt:

„Gelassenheit. Ja. Sich nicht verrückt machen lassen von außen, nicht von den klugen Ratschlägen der Großeltern oder wem auch immer. Sondern einfach dem Inneren folgen, der Intuition. Man vertut sich nichts, wenn man nicht auch mal einen Schritt zurücktritt und in Ruhe darüber nachdenkt. Sich nicht so sehr von äußeren Dingen beeinflussen lassen. Man hat trotzdem das perfekte Kind. Auch wenn es stottert, ist es nicht weniger perfekt. Das muss man akzeptieren und sich nicht

darauf verlassen, dass es von allein wieder weggeht. Die ganze Zeit, wo wir immer darauf gehofft haben, dass es wieder weg geht, hat mich das daran gehindert zu akzeptieren, dass es so ist, wie es ist.
Ich finde es auch sehr wichtig, eine Logopädin zu suchen, wo man ein gutes Gefühl hat und wo es passt. Man spürt intuitiv, wo man gut aufgehoben ist.
Es hat uns sehr gut getan mit Eltern zu sprechen, die in derselben Situation waren. Ganz normale Eltern, die mit denselben Fragen und auch mit denselben Reaktionen der Umwelt konfrontiert waren. Ich hätte nicht gedacht, dass mir dieser Kontakt noch so viel bringt. Aber auch besonders, zu sehen, was es bei meinem Mann dann noch bewirkt hat. Das dauert einfach alles sehr lange ... Es hat in den vielen Jahren ganz viel Kraft gekostet und es gab Nächte, wo ich bitterlich geweint habe, weil Thomas wieder eine schlechte Sprachphase hatte und ich dachte: Ich schaff das nicht. Wo es sehr weh tat und ich dachte: Warum wird es nicht besser? Ich tue doch alles und es wird nicht besser. Und das alles darf man ihm ja nicht zeigen.
Es ist dann so: Man wächst daran – Man wächst mit dem Kind zusammen daran."

Infotext: Warum stottert ein Mensch?

Obwohl derzeit wieder verstärkt nach den Ursachen des Stotterns geforscht wird, weiß man noch immer nicht zu 100%, weshalb ein Mensch stottert. Gesichert gesagt werden kann hingegen, dass psychische Ursachen auszuschließen sind.

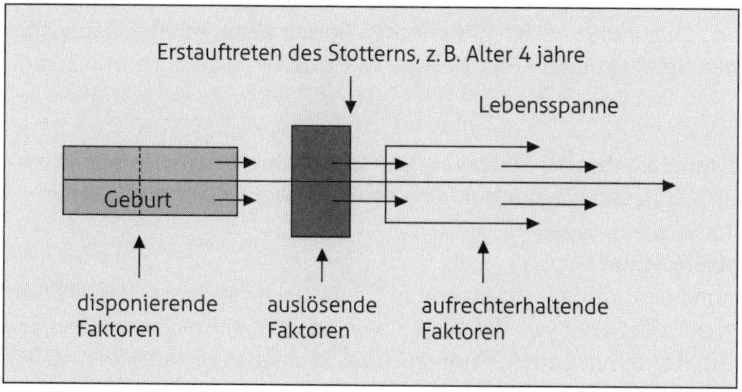

Faktoren, die für das Entstehen von Stottern verantwortlich sind
Quelle: Schulze, Johannsen, 1991, in Anl.

Disponierende Faktoren

Man geht heute davon aus, dass eine Veranlagung (Disposition) für Stottern vorhanden sein muss. Auch tritt Stottern in einigen Familien gehäuft auf, ohne dass ein „Stotter-Gen" nachgewiesen werden konnte. Des Weiteren wurden aktuell im neurologischen Bereich

bei erwachsenen Stotternden mit Hilfe von bildgebenden diagnostischen Untersuchungen hirnorganische Besonderheiten gefunden.
Bevor auf diese hirnorganischen Besonderheiten und die aktuelle Forschung eingegangen wird, folgt hier zum besseren Verstehen ein kleiner Exkurs zu den vereinfachten neurologischen Grundlagen des Sprechvorgangs:

- Broca-Areal ([prä-]motorischer Cortex)
- motorischer Cortex
- Wernicke-Areal (sensorisches Sprachzentrum)

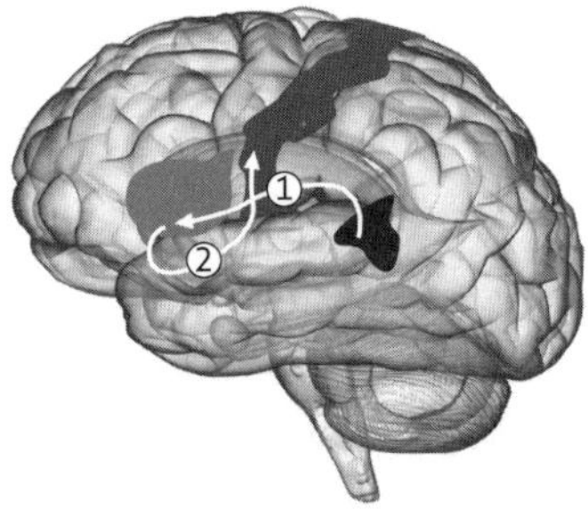

Wernicke-Region (linke Hemisphäre): hier ist das Sprachverständnis angesiedelt, die Voraussetzung für das Sprechen. Akustische Signale werden hier verarbeitet, Sprache und Sinn des Gesprochenen kontrolliert ①.

Broca-Areal (linke Hemisphäre): hier werden sinnvolle Wörter zu Sätzen zusammengefügt, die Artikulation geplant und an den motorischen Cortex weitergeleitet, der wiederum alle am Sprechen beteiligten Muskeln aktiviert, wie z. B. Lippen, Zunge und Stimmbänder ②.

In der rechten **Hemisphäre** findet die Erkennung und Umsetzung emotionaler Sprachanteile statt (Prosodie), hier liegen u. a. die Melodie verarbeitenden Regionen (Singen).

Was läuft beim Stottern schief?
Die aktuelle Forschung beschäftigt sich derzeit mit dem Nachweis, dass eine Störung (Nervenfaserdefekt) auf dem Weg von der Sprechplanung im Gehirn (Broca-Areal) zur Sprechausführung (motorischer Cortex) vorliegt. Über bildgebende Verfahren (DTI = Diffusions-Tensor-Bildgebung) konnte dies bei erwachsenen Stotternden festgestellt werden.
Mit Hilfe der Magnetenzephalografie (MEG) können neuronale Aktivitätsmuster in dem Moment gemessen werden, wenn das Gehirn eine bestimmte Aufgabe bewältigt, z. B. lautes Lesen eines Wortes. Bei flüssig sprechenden Personen zeigt das Gehirn kurz vor dem lauten Lesen Aktivitäten im Broca-Areal, gefolgt von den Bewegungsarealen. Das heißt der Weg geht über Aktivierung der Sehrinde (leises Lesen) zum Broca-Areal, wo

die Bewegungsausführung vorbereitet wird und zur Ausführung zum motorischen Cortex weitergeleitet wird.

Beim Stotternden stellte man erst eine Aktivität im motorischen Cortex und danach eine in der Planungsregion fest. Diese verkehrte Reihenfolge deutet auf einen gestörten Signalaustausch zwischen den Hirnarealen hin. Die Sprechbewegung wird nicht ausreichend vorbereitet. Eltern von stotternden Kindern äußern häufig Gedanken, wie: „Ich habe das Gefühl, mein Kind spricht schneller als es denken kann".
Dies ist auch vor dem Hintergrund der Entdeckung zu sehen, dass das Broca-Zentrum, das für die Sprechplanung verantwortlich ist, bei Stotternden nicht in der Art seine Aufgabe erfüllt, wie es sollte. Um dieses Defizit auszugleichen, wird ein Bereich in der rechten Hemisphäre aktiv, das Pendant zum Broca-Zentrum. Das ist jedoch für diese Aufgabe gar nicht zuständig, sondern tritt eigentlich dann in Aktion, wenn wir z. B. grammatikalische Fehler in Texten finden sollen. Daher kann es die „Arbeit" des Broca-Zentrums auch nicht zufriedenstellend erledigen.

Kleiner Exkurs: Weshalb stottern Stotternde nicht beim Singen?
Neben dieser Kompensation des Defizits des links gelagerten Broca-Zentrums hat man herausgefunden, dass gewisse Areale der rechten Hemisphäre (Melodie verarbeitende Regionen) bei stotternden Erwachsenen beim Singen die beschriebenen defekten Nervenfasern überbrücken und direkt die am Sprechen beteiligten Muskeln aktiviert. Das erklärt, weshalb beinahe alle Stotternden beim Singen nicht stottern.

Die oben beschriebenen hirnorganischen „Besonderheiten" hat man bislang nur bei erwachsenen Stotternden entdeckt. Welche Areale des Gehirns bei stotternden Kindern in welchem Maße aktiv sind, kann nicht bentwortet werden, da es ethisch nicht vertretbar ist, Kinder den o. g. Untersuchungen auszusetzen. So steht immer noch die Frage im Raum: Was war zuerst: Die Henne oder das Ei? Es ist auch nicht auszuschließen, dass sich die Gehirnstruktur der untersuchten Erwachsenen aufgrund des Stotterns verändert hat.

Auslösende Faktoren: Ähnlich wie bei einer Allergie bestimmte Pollen oder Tierhaare die Allergie auslösen, müssen auch beim Stottern auslösende Faktoren hinzukommen, damit es in Erscheinung tritt. Diese auslösenden Faktoren können z. B. die Geburt eines Geschwisterkindes oder der Eintritt in den Kindergarten sein. An dieser Stelle muss noch einmal betont werden, dass es sich hierbei um **Auslöser** und nicht um die Ursache handelt. Würde man diese Ereignisse als Ursache sehen, müssten viel mehr Kinder stottern. Schließlich stottern nicht alle Kinder, die ein Geschwisterkind bekommen oder bei denen der Kindergarten beginnt.
In jedem Fall kann man ganz sicher sagen, dass **niemand hätte das Stottern verhindern können! Niemand trägt die Schuld! Niemand ist für seine Gene verantwortlich!** Das Leben ist bunt und man kann ein Kind nicht von allem, was passieren könnte, abschirmen.

Aufrechterhaltende Faktoren sind dafür verantwortlich, dass das Stottern bestehen bleibt. Wenn ein Kind anfängt zu stottern, reagiert natürlicherweise die Umwelt darauf. Es entsteht Verunsicherung und die Kommunikation mit dem Kind verändert sich. Darauf reagiert wiederum das stotternde Kind, indem es versucht, gegen das Stottern anzukämpfen oder zu vermeiden, was wiederum das Stottern verstärkt (s. Eisbergmodell S. 32).

Aufgrund dieser Erkenntnisse kann mit alten Vorurteilen aufgeräumt werden:

- Stottern ist **nicht** die Folge von Erziehungsfehlern
- Stottern ist **keine** psychische Störung
- Stottern ist **nicht** die Folge von einer Atemstörung
- Stottern ist **kein** Zeichen von Dummheit
- Stottern entsteht **nicht** durch Nachahmung.

Infotext: Mehrsprachigkeit und Stottern

Immer wieder wird die Frage gestellt, ob Kinder, die mehrsprachig aufwachsen, ein höheres Risiko in sich tragen ein Stottern zu entwickeln, als Kinder, die nur mit ihrer Muttersprache aufwachsen. Eine britische Studie bestätigt dies. Jedoch muss an dieser Stelle noch einmal betont werden, dass es sich hierbei um einen Risikofaktor handelt und auch diese Kinder eine Disposition für das Stottern in sich tragen müssen. Es ist eine wunderbare Möglichkeit, wenn ein Kind zwei- oder mehrsprachig aufwachsen kann. Denn nie ist das menschliche Gehirn so lernfähig wie in diesen jungen Lebensjahren.

„Man sollte immer schauen, dass das Kind durch das Stottern in der Schule keinen Nachteil hat."

Sabine Thiele holt mich in München am Flughafen ab. Durch flaches Land mit blühenden Rapsfeldern und frisch knospenden Bäumen fahren wir in einen kleinen Ort nördlich von München. Sie erzählt, dass sie und ihr Mann aus dem Hessischen in diese Gegend gekommen sind. Das Haus, komplett aus Holz, in Grautönen gestrichen, wirkt auf mich modern und nordisch klar im Design. Auf der Terrasse vorm Haus begrüßt uns freundlich eine schwarz-weiße Katze. Im Haus fällt durch eine hohe Glasfläche, die über zwei Etagen geht, die Frühlingssonne herein. Wir setzen uns in den Essbereich des großzügig offenen Raumes.

Der Sohn Benedikt ist vierzehn Jahre alt, seine Schwester zwei Jahre jünger. Eine bunte Foto-Pinnwand im Flur zeigt die Familie in vielen Situationen im Urlaub und anderswo. Strahlende, glückliche Gesichter.

Ich frage, wie es bei Benedikt mit dem Stottern begonnen hat. „Es war in der ersten Klasse. Vorher hatte Benedikt immer flüssig gesprochen, dann fing er plötzlich an zu stottern, in der Schule und auch zuhause. Wir haben mit der Kinderärztin gesprochen und sind relativ schnell auch zum Logopäden gegangen. Natürlich haben wir auch mit der Lehrerin gesprochen. Sie meinte, es könne daher kommen, weil er früh eingeschult worden ist. Ihre Vermutung war, dass Benedikt hochbegabt ist. Diesem Zusammenhang sind wir nicht weiter nachgegangen.
Wir hatten vorher nie etwas mit Stottern zu tun, weder in der Verwandtschaft noch im Bekanntenkreis oder früher in der Schule. Es war absolut neu für uns. Hinzu kommt bei Benedikt, dass er auf einem Ohr fast nichts hört. Wir wissen nicht, ob das von Geburt an so ist oder ob es durch häufige Mittelohrentzündungen gekommen ist. Sein erster Logopäde hier in der nächsten Kleinstadt hatte das irgendwie nicht realisiert, obwohl ich es ihm gesagt hatte. Er hat ihn auf AVWS / Auditive Verarbeitungs- und Wahrnehmungsstörung hin untersucht. Das war damals das Steckenpferd dieses Logopäden. Er hat 50 % seiner Patienten daraufhin untersucht. Es traf dann jedoch nur auf einen kleinen Prozentsatz zu.
Er hat ihn ‚Pettersson und Findus' lesen lassen. Benedikt sollte dabei das Taktsprechen anwenden." Sie klopft zur Erklärung im gleichmäßigen Rhythmus auf die Tischplatte. „Benedikt kannte diesen Text überhaupt nicht und hatte auch mit dem Taktsprechen Probleme. Der Logopäde hat ihm dann den Finger gehalten, was Benedikt ganz schrecklich fand. Diese Situation war sehr schwierig für ihn. Er wollte überhaupt nicht angefasst werden. Das hat alles sprachlich gar nichts gebracht. Der Logopäde hat Atemübungen mit ihm gemacht und auch PC-Übungen, wo Tiergeräusche

Tieren zuordnet werden sollten. Das war auch schwierig, weil er nicht so gut hört und es für ihn fremde Tiere waren.
Mittlerweile war Benedikt bereits in der zweiten Klasse, als der Logopäde uns mitteilte, dass er einen sehr kleinen Wortschatz für sein Alter hätte, er könne nicht in der normalen Schule bleiben. Daraufhin zeigte ich ihm das Zeugnis der ersten Klasse, in dem Benedikt ein guter Wortschatz für sein Alter bescheinigt wurde. Er meinte, die Lehrerin könne das gar nicht einschätzen; es würde ihr nur so erscheinen. Benedikt müsse demnächst auf eine Förderschule.
Wir haben dann, nach einem Gespräch mit der Kinderärztin, diese Behandlung abgebrochen. Nun wollten wir ausschließen, dass das schlechte Hören etwas mit dem Stottern zu tun hat und haben uns in München an die Universität / Bereich Sprachtherapie gewandt. Die haben ganz klar gesagt, das eine hat mit dem anderen nichts zu tun. Dort sind wir dann an eine Logopädin gekommen, die mit der Uni zusammenarbeitet und sich mit Stottern auskennt."

Wir nehmen einen Schluck Früchtetee mit Orangensaft aus großen Gläsern. Sie fährt fort: „In der ganzen Zeit hatte er in der Schule überhaupt keine Probleme. Er war immer ein guter Schüler. Auch beim Lehrerwechsel von der zweiten in die dritte Klasse ging alles glatt. Er ist ein unkomplizierter, ein ruhiger Schüler. Ein Schüler, den alle Lehrer mögen.
Einmal wurde er gehänselt von einem Mädel in der ersten Klasse. Das hat die Lehrerin dann relativ schnell abwenden können. Sie hat deutlich gesagt: Das geht so gar nicht! Und von da an ist auch nichts mehr vorgekommen. Er hat sich natürlich mal mehr, mal weniger gemeldet – je nachdem, wie es ihm ging. Aber es war nie so, dass er sich nicht am Unterricht beteiligt hat. Wenn er aufgerufen wurde, hat er immer was gesagt."

Ich schaue auf eine hochformatige Tafel an der Wand. Mit Kreide sind dort Notizen geschrieben. Das leuchtende Blau der Bluse von Frau Thiele setzt einen frischen Farbtupfer im Raum.
Ich frage, wie es zwischen den beiden Geschwistern mit dem Stottern klappt. Sie antwortet: „Seine kleine Schwester ist jetzt zwölf, zwei Jahre jünger als er. Sie spricht ganz normal. Wir reden hin und wieder über das Stottern und sie weiß, dass das nicht so einfach für den Benedikt ist. Sie ist natürlich viel schneller im Sprechen. Da kann es schon mal zu Konflikten kommen, wenn er etwas sagen will und wir sehen nicht, dass er den Anfang nicht herausbringen kann, dann hat sie schon etwas gesagt oder mir passiert das auch schon mal. Er fühlt sich dann übergangen und ärgert sich manchmal sehr. Er wollte nie, dass für ihn weitergesprochen wird – das hat seine Schwester manchmal gemacht. Dann wurde er richtig ärgerlich, das war ganz schrecklich für ihn.
In der Sprachtherapie in München ist uns dann wirklich zum ersten Mal sehr geholfen worden. Bei dieser Therapeutin war er das erste Mal in einer kleinen Gruppe.

Es hat ihm viel gebracht zu sehen, es gibt auch noch andere, die stottern. Obwohl er sich dort auch nicht so ganz wohl gefühlt hat. Die anderen Jungs waren oft schneller als er und er konnte auch da nicht immer alles sagen. Er hat so eine Art sich zurückzunehmen, die auf andere manchmal wie Desinteresse wirken kann. Zum Beispiel ist er jetzt seit kurzem in einer Brettspielgruppe. Er kannte dort niemanden und ist allein dahin gegangen, was er bestimmt vor zwei Jahren noch nicht gemacht hätte. Die Organisatorin hat dann hinterher zu einer befreundeten Mutter gesagt: ‚Na, dem Benedikt hat es wohl nicht so gut gefallen. Es waren wohl nicht die richtigen Spiele.' – Dabei hat es ihm total gut gefallen. Das kenne ich von mir selber auch. Ich habe mich früher nichts getraut und war ganz schüchtern. Er hätte in dieser kleinen Gruppe nie gesagt: Jetzt bin ich mal dran. – Das ist sicher eine Charaktersache und typbedingt."

Die Antworten kommen meist kurz und klar. Frau Thiele ist konzentriert bei der Sache und hat einen offenen direkten Blick. „In der Einzeltherapie ist die Logopädin oft mit ihm raus gegangen. Das hat ihm viel gebracht und Spaß gemacht. Aber insgesamt war es so, dass sich sprachlich nicht sehr viel verändert hat. Es ging immer mal wieder etwas besser oder schlechter. Ich denke, es hat ihm auch gut getan, dass sich jemand, der fachlich kompetent ist, mit ihm beschäftigt hat. So wie es heute ist, dass er Sprechwerkzeuge anwenden kann, das kam erst durch die Intensivtherapie in München. Vielleicht liegt es jetzt auch am Alter."

Ich frage nach den Reaktionen im familiären Umfeld. Sie erinnert sich: „Meine Eltern hatten anfangs gedacht, es läge daran, dass er zu schnell spricht und das Gehirn ist noch nicht so weit. Das Sprechen und das Denken würden nicht zusammen passen. Und das wird schon wieder werden. Er müsse nur langsamer sprechen. – Das stimmt schon. Das langsame Sprechen würde ihm schon helfen. Aber das macht er nicht – er versucht, es so rauszuschießen. Meine Eltern sagten: Dann sprecht doch einfach langsamer mit ihm. Das haben wir dann auch gemacht. Wir haben es versucht. Es gab immer Phasen, wo er mal besser gesprochen hat und dann wieder schlechter."

Nach kurzem Überlegen sagt Frau Thiele: „Richtig frei gesprochen hat er nur einmal nach den zwei Wochen Intensivtherapie. Da hat er völlig stotterfrei gesprochen. Das war toll. Hat aber nur ein paar Tage angehalten."

Ich frage: „Wie würden Sie rückblickend Ihre eigene Entwicklung betrachten? Was hat sich verändert?"

„Am Anfang waren wir sehr unsicher. Wir haben immer gedacht: Das wird schon wieder; das wird nicht so lang dauern, dann ist es wieder weg. Das war aber dann nicht so.

Ich habe im Internet recherchiert, verschiedene Ratgeber gelesen und versucht zu verstehen, woher das eigentlich kommt. Ich habe viel darüber nachgedacht: Wie wird das später? Wie wird das in der Pubertät, mit Mädchen und so weiter? Wie wird er da mit der Situation klar kommen können?
Das hat sich bei mir erst durch das Elterngespräch mit den Therapeuten Herrn M. und Frau A. verändert. Erst im großen Kreis, dann auch im Einzelgespräch. Danach habe ich gedacht: Okay, es ist so. Er ist bisher ganz gut damit klar gekommen. Ich muss auch damit klar kommen. Er wird seinen Weg gehen.
Heute ist es für uns alle akzeptiert. Wir haben jetzt auch keine Sorgen mehr über seine Zukunft, dass er irgendwelche Berufe nicht machen könnte, die er machen will oder so etwas. Durch diesen Austausch mit Gleichen und auch, dass er da in der Gruppe war mit anderen Kindern aus verschiedensten Schichten und auch Mädchen und Jungs, hat sich viel verändert. Der Austausch hat mir ganz viel gebracht. Ich war sehr, sehr aufgeregt damals, als wir das erste Mal zu diesem Zwei-Wochen-Kurs gefahren sind. Da waren die anderen Eltern, die genauso aufgeregt waren wie ich und auch nur das Beste für ihr Kind wollten. Die wussten auch nicht, was da passiert, und hatten ähnliche Probleme. Wir haben uns kurz ausgetauscht und der Benedikt ist dann gleich losgezogen mit dem Jungen, mit dem er auf einem Zimmer war. Es war alles total unproblematisch. Sicherlich durch die Therapeuten, die uns gleich die Angst genommen haben und auch den Benedikt sehr herzlich aufgenommen haben. Da habe ich gedacht: ‚Es ist nicht so schlimm.'

Es gab ein Treffen, wo ein 18-Jähriger mit seinen Eltern dabei war und erzählt hat, dass er vor einigen Jahren bei dieser einjährigen Therapie dabei war und noch zwei Mal bei dem ‚Refresher'. Er stottert heute noch, aber er kann gut damit umgehen und hat sich gerade beworben für eine kaufmännische Ausbildung. Er hat keine Angst mehr auf Leute zuzugehen. – Das war super für uns Mütter!" Sie atmet hörbar aus und lacht. Die Entspannung ist ihr deutlich anzusehen.

„Früher gab es Zeiten, wo wir täglich zuhause Sprachtraining gemacht haben. Das war schon sehr zeitaufwändig und zum Teil auch belastend weil wir das ja irgendwie im Zeitplan reinschieben mussten. Dadurch war das Thema immer präsent – das ist es heute nicht mehr.
Neulich im Urlaub war sein Stottern wieder stärker. Wir haben Benedikt aufgefordert, seinen Werkzeugkoffer aus der Therapie mal wieder rauszuholen und anzuwenden. Nach drei Tagen hat er gesagt: ‚Jetzt will ich nicht mehr.' Ich habe ihn gefragt, ob es okay für ihn ist, wenn er so stark stottert. Er hat gesagt: ‚Ja, das ist okay für mich. Ich will das so.' Das akzeptieren wir."

Wir kommen nun auf das Thema Schule zu sprechen: „Als Benedikt ins Gymnasium kam, bin ich gleich zu den Hauptlehrern hingegangen und habe gesagt, dass er stottert.

Einfach um diese Information schon mal weiterzugeben. Benedikt wollte, dass die Lehrer es vorher wissen. Für die Lehrer war es durchweg überhaupt kein Problem. Ich habe gesagt, dass er aufgerufen werden möchte und dann auch was sagen wird. Er möchte nicht anders als andere Schüler behandelt werden. Er möchte auch die Referate halten. Nur in der sechsten Klasse hat er es einmal nicht geschafft. Da ist er am Abend vorher völlig zusammengebrochen und hat gesagt dass er das Referat nicht sprechen kann. In der Zeit hat er sehr, sehr stark gestottert – vielleicht auch wegen dem Referat. Ich habe dann einen Zettel für die Lehrerin geschrieben und ihm mitgegeben. Sie hat das sofort akzeptiert. Er brauchte das Referat nicht zu halten.
Als eine mündliche Schulaufgabe in der siebten Klasse in Englisch anstand, bin ich vorher zur Lehrerin gegangen, um mit ihr darüber zu sprechen. Da hatte sie von sich aus schon vorbereitet, dass Benedikt vor der Pause dran kommt und dadurch etwas mehr Zeit nach hinten hat. Diese Übung war zu zweit zu machen. Auch da hatte sie schon jemanden ausgewählt, mit dem er sich gut verstand und der auch gut im Englischen ist und gerne spricht. Das hat prima geklappt! Er war natürlich sehr aufgeregt und hat es dann super bewältigt, mit dem tollen Gefühl: Ja, ich habe das gemacht!

Am Ende der siebten Klasse kam die Klassenlehrerin auf mich zu. Sie hätte gern den Nachteilsausgleich für Benedikt festgeschrieben. Es täte ihr leid, dass er dieses Handicap hat, und es sollte doch so sein, dass er dadurch keinen Nachteil hat. Der Schulleiter war auch damit einverstanden. – Ich wollte den Benedikt eigentlich nie so damit in den Vordergrund stellen und es hatte ja auch immer gut geklappt mit den Bewertungen. Die Schule hat zum ersten Mal für ein stotterndes Kind einen Nachteilsausgleich festgelegt. Es wurde für die mündlichen Prüfungen festgelegt, dass er mehr Zeit bekommt.
Ich habe dann mit der Schulpsychologin abgesprochen, dass sie beim Klassenwechsel die neuen Lehrer immer vorab informiert, dass der Benedikt dieses Handicap hat und dass er aber nicht besonders behandelt werden möchte und auch normal aufgerufen werden möchte. Das war für mich eine extreme Entlastung und für ihn auch, weil es wichtig für ihn war, dass die Lehrer vorab informiert waren. Nur einmal gab es eine Situation, wo die Lehrerin es nicht wusste und er eine starke Blockade hatte. Sie dachte dann, er weiß es nicht, und hat den nächsten aufgerufen. In dem Moment hat sie das Stottern überhaupt nicht wahrgenommen. Es hat sich dann alles wieder eingerenkt, als sie von dem Stottern erfahren hat.

Vor einiger Zeit war im Fach Deutsch eine Debatte zu halten. In einer Vierergruppe. Da war grad eine sehr nette, junge Referendarin in der Klasse. Das Eingangsstatement sollte drei Minuten dauern. Die Jungs haben vorher geübt und festgestellt, dass Benedikt dafür fünf Minuten braucht. Die Referendarin hat gesagt, das wäre kein Problem, er bekommt mehr Zeit. Nach der Debatte war Benedikt ganz zufrieden – es wäre gut gelaufen. Dann kam aber die Note: eine Vier plus. Ich war erschrocken.

Die Kriterien waren: Ausdruckskraft, Überzeugungskraft und Gesprächsführung. Da hatte er überall eine Vier. In Sachwissen / Wissensvermittlung hatte er eine Drei plus. So kam dann die Vier plus zustande. Mit dieser Note war ich nicht einverstanden. Ich fand es nicht in Ordnung, dass er gleich bewertet wird wie nichtstotternde Schüler, und bin dann zur Referendarin gegangen. – Es tat ihr sehr leid. Sie fand den Benedikt so nett und hätte ihm am liebsten eine Eins gegeben ...
Zwischenzeitlich hatte ich Herrn M. per Mail gefragt, ob die Benotung in diesen drei Bereichen überhaupt gegeben werden kann. Seine Antwort war: besonders bei der Überzeugungskraft und der Gesprächsführung ist Benedikt nicht vergleichbar mit anderen. Das kann er als Stotternder einfach nicht gleichwertig leisten. Das habe ich der Referendarin so an die Hand gegeben. Sie wollte sich darum kümmern, ob sie diese Kriterien rausnehmen kann und sich wieder bei mir melden.
Dann ist plötzlich eine Riesenlawine losgetreten worden. Vor der Debatte wurde der Nachteilsausgleich in der Schule nicht mehr gefunden. Deshalb war er so bewertet worden, wie er bewertet wurde. Nun war er wieder da, aber galt dann sowieso nicht, weil es nur ein schulinterner Ausgleich war. Er hätte bei dem Ministerialbeauftragten beantragt und genehmigt werden müssen. Das wäre neu. Ich war der Meinung, dass der Nachteilsausgleich trotzdem angewendet werden müsse.
Mittlerweile war das Schulhalbjahr vorbei und die Referendarin war weg. Der neue Lehrer musste sich mit dem Thema beschäftigen und hat entschieden, die Note nicht zu ändern. Der Sprachtherapeut wisse ja nicht, was da gefordert worden war und hätte keine Ahnung. Benedikt hätte Themen nur wiederholt und nichts Neues eingebracht. Ich habe ihm dann erklärt, dass das ja die Schwierigkeit wäre, bevor er Dinge einbringen kann, hätten es dann andere schon gesagt.
Es hat jetzt im Februar die Zeugnisse schon gegeben und diese Note hatte keinen Einfluss auf die Endnote. Die Schule hatte uns noch angeboten, eine neue Debatte durchzuführen oder einen Ersatz zu erbringen. Das wollte ich dann nicht und Benedikt wollte das dann auch nicht mehr. Es war ihm sowieso schon alles zuviel mit dem ganzen Hin und Her. Darum wurde alles so gelassen.
Die Schulpsychologin und ich haben nun gemeinsam einen Vorschlag zu einem Nachteilsausgleich erarbeitet und beim Ministerialbeauftragten eingereicht. Das war schwierig, weil es noch keine Vorlagen dafür gibt. Bei uns in Bayern gibt es vom Kultusministerium eine schriftliche Zusage, dass ein Nachteilsausgleich gewährt werden kann. Man kann mehr Zeit bekommen und man kann einen Ersatz leisten. Genaueres steht da aber nicht drin. Die Schulpsychologin wollte dann genauer festlegen wie viel Zeit, 20 oder 30 Prozent, er mehr bekommen muss.

Natürlich weiß man nicht, wie er diese Debatte ohne Stottern geführt hätte. Für mich war es nicht in Ordnung, ihm eine Vier zu geben. Eine Drei hätte ich akzeptiert. Ich weiß, dass er sich sehr gut vorbereitet hat und die Inhalte wusste. Aber ich habe dann gemerkt, wie schwierig es ist, da vorzugehen, und ich habe mich gefragt, wie

weit will ich überhaupt gehen. Bis zum Abitur sind es noch ein paar Jahre. Ich hoffe, dass wir bis dahin weitere Erfahrungen gemacht haben. Die Schule war sich sehr unsicher und hat sich sehr bürokratisch verhalten. Sie haben versucht, sich an den Schulkriterien entlang zu hangeln.
Für mich ist das alles eine sehr schwierige Situation. Ideal ist, dass die Schulpsychologin jetzt die Informationen über Benedikt an alle Lehrer weitergibt. Dazu gehören auch ein paar Tipps, wie sich die Lehrer in Situationen mit starken Blocks verhalten sollten.
Mit den Mitschülern gab es in der ganzen Zeit keine Probleme wegen seines Stotterns. Die Lehrer haben mir gesagt, dass die anderen Schüler immer warten, bis er ausgesprochen hat. Und auch Benedikt sagt, dass es noch nie Probleme gab mit den anderen Schülern. Nur das eine Mal in der ersten Klasse.
Ein Lehrer sagte mal zu mir, dass mit dem Benedikt schon alles klar wäre, aber vorlesen lassen würde er ihn nicht. So viel Zeit hätten sie nicht. – Das muss natürlich jeder Lehrer selber wissen, wie er damit umgeht. Manchmal muss man sich als Elternteil dann auch zurücknehmen. Nur die Informationen, die müssen sie haben. Das ist wichtig."

Ich erkundige mich jetzt nach Benedikts privaten Vorlieben und Eigenheiten. Sie erzählt weiter:

„Benedikt ist relativ zurückhaltend. Er liest sehr gern und hat einen kleinen festen Freundeskreis, wo er sich sehr wohlfühlt. Auch in der Klasse ist er akzeptiert. Seit Neuestem geht er in eine Brettspielgruppe. Dort sind Spielfreaks, die drei bis vier Stunden Strategiespiele machen. Er geht alleine hin, obwohl er anfangs niemanden kannte. Dort sind Erwachsene und ein paar Jugendliche. Er wollte, dass ich beim ersten Mal mit dabei bin. Jetzt geht er total gerne hin.
Er spielt auch Schlagzeug. Er würde nicht unbedingt gerne im Orchester spielen. Generell steht er nicht gerne im Vordergrund. Im Gegensatz zu seiner Schwester. Die spielt in jedem Orchester mit: Hauptsache ‚Halli Galli in der Gruppe'. Dafür ist er einfach nicht der Typ. Ich glaube, da ist er mir sehr ähnlich. Wenn ich an meine Kindheit denke, hat das nur bedingt mit dem Stottern zu tun.
Seit der letzten Therapie ist er so selbstsicher, dass er das, was er machen möchte, auch macht. Er bestellt sich im Restaurant, was er bestellen möchte, auch wenn es eine Weile dauert oder er es wiederholen muss, weil man ihn nicht versteht. Er spricht oft sehr schnell und verhaspelt sich, besonders am Satzanfang."

Ich frage: „Wovor haben Sie am meisten Angst?" – „Angst habe ich keine mehr. Ich hoffe, dass er nie von anderen gehänselt wird. Etwas Bedenken habe ich noch, wie es mit den Mädels wird. Wie er damit klar kommt. Das müssen wir auf uns zu kommen lassen." Sie lacht.

„Was löst die Vorstellung, dass Ihr Kind ein Leben lang stottern wird, in Ihnen aus?" – „Ich denke, er wird damit klar kommen. Wenn er es nicht hätte, wäre sicherlich vieles einfacher."

„Wie stellen Sie sich die berufliche Zukunft Ihres Kindes vor?" – „Ich weiß es nicht. Er interessiert sich für Chemie und macht jetzt in Darmstadt bei meinem Bruder in einem großen Chemiekonzern ein Praktikum. Er wäre gern ins Labor gegangen, ist jetzt aber in der Öffentlichkeitsarbeit gelandet. Einen Tag lang hat er auch die Gelegenheit, sich das Labor anzuschauen. Vielleicht macht er mal so etwas – da bin ich aber ganz offen. Er weiß es selber noch nicht. Ich bin sicher, dass er etwas machen wird, was ihm Spaß machen wird. Darin bestärken wir unsere Kinder sehr. Wir sprechen oft darüber, was es für Berufsfelder gibt, was man alles machen könnte. Zwischenzeitlich wollte er mal Meeresforscher werden." Sie schmunzelt.

„Wofür bewundern Sie Ihr Kind?" Nach leichtem Zögern, sagt sie: „Dass er spricht – trotz des Handicaps. Auch in fremden und ungewohnten Situationen – spricht! Ich bewundere ihn dafür, dass er nach außen hin so gut damit umgeht. Ich hoffe, dass es innen genauso aussieht. Diese letzte Therapie hat da auf jeden Fall noch mal ganz viel gebracht. Früher gab es Situationen am Telefon, wo er so sehr hängengeblieben ist, dass er den Telefonhörer an mich weitergegeben hat. Im Gespräch mit meinen Eltern hat er einmal den Hörer aufgelegt, als es gar nicht mehr weiterging. Er war dann sehr traurig, dass er es nicht geschafft hat. Das hat er in der letzten Zeit nicht mehr gemacht, obwohl es schon noch Situationen gibt, wo ich nicht sicher bin, ob er weiter spricht oder abbricht. Mit Sicherheit sagt er insgesamt weniger, als er vielleicht zu sagen hätte. Aber das, was er sagen will, das sagt er.
Nach den zwei Wochen Therapie damals hat er in einer dreiviertel Stunde Autofahrt soviel gesprochen wie sonst in mehreren Tagen zusammen nicht", erinnert sie sich und schaut nachdenklich.

Ich frage Frau Thiele, wann ihr Sohn sie überrascht hat. Sie überlegt kurz und antwortet: „Ich hätte nicht gedacht, dass er allein zu diesen Spieltreffen geht. Ich bin stolz auf ihn, dass er das macht, obwohl er die Leute nicht kennt."

„Wie geht Ihr Mann mit dem Stottern um?" – „Für ihn war es leichter als für mich. Ich habe mir viel mehr Gedanken gemacht, was wir alles noch machen können. Wir müssen ihm da doch irgendwie noch anders helfen können. Da muss es doch was geben! Mein Mann hat früher akzeptiert, dass das Stottern ein Teil von Benedikt ist und macht sich keine Sorgen."

„Was wünschen Sie sich für Benedikt?" – „Dass die Schule und die Lehrer weiterhin so gut mit ihm umgehen, ihn so akzeptieren wie er ist und auch mal fordern. Ihn immer

wieder aufrufen. Und dass er selbstbewusst mit den Anforderungen der Pubertät umgehen kann. Und natürlich, dass er die Werkzeuge aus der Therapie umsetzen kann.
Neulich hatte er vorübergehend wieder diese Mitbewegungen. Aber wir denken jetzt gar nicht mehr viel darüber nach und fragen uns nicht mehr, womit das jetzt zusammenhängt. Hat er Stress in der Schule? Oder was kann es sein? Er ist jetzt auch immer mehr selbst dafür verantwortlich. Er hat die Werkzeuge an die Hand bekommen. Er hat die beste Unterstützung bekommen, die er bekommen kann. Es liegt an ihm, das umzusetzen. Es wird ihm vieles im Umgang mit Menschen erleichtern und ich bin froh dass er diese Techniken kann. – Manchmal hat er natürlich keine Lust dazu."

„Was können Sie anderen Eltern mit auf den Weg geben?" – „Ich wünsche den Eltern, dass sie dieses Buch früh genug an die Hand bekommen. Sie sollten wirklich einen guten Therapeuten suchen, der auf Stottern spezialisiert ist, nicht den ersten Besten nehmen. Wenn ein Therapeut nicht passt, dann sollten sie sich einen anderen suchen. Für uns war der Kontakt zur Uni-Klinik in München sehr wichtig und auch zur Stotterer-Selbsthilfe. Es muss einfach zusammen passen, weil der Kontakt zwischen Kind und Therapeut und den Eltern sehr persönlich ist.
Sie sollten möglichst gelassen mit der Situation umgehen und sich viele Informationen auch aus dem Internet holen.
Wichtig ist es auch, immer einen guten Kontakt zur Schule zu halten. Ich denke, ich habe mich da zu sehr zurückgehalten. Wenn ich das mit dem Nachteilsausgleich früher gewusst hätte, hätte ich es schon in der fünften Klasse eingefordert. Man sollte immer schauen, dass das Kind durch das Stottern keinen Nachteil hat. In der Schule geht das manchmal unter, weil es viele andere Kinder gibt, die Aufmerksamkeit auf unterschiedliche Art einfordern. Benedikt war immer total unauffällig und lief so mit. Die Lehrer sind so wenig informiert und bekommen vieles gar nicht mit. Man muss ihnen Informationen an die Hand geben und sie dafür sensibilisieren."

Infotext: Wann spricht man bei Kindern von Stottern?

Zunächst eine Definition des Stotterns:
„Stottern bedeutet unfreiwillige **Wiederholungen** von Lauten und Silben, **Dehnungen** von Lauten und **Blockierungen** vor oder in einem Wort." (Bloodstein, 1995). Dies sind gleichzeitig die Kernsymptome, die zu hören sind (s. u.).

Fast alle Kinder haben im Laufe ihrer Sprachentwicklung Phasen, in denen sie mehr oder weniger unflüssig sprechen. Diese Unflüssigkeiten dienen der Sprach- und Sprechplanung, meist um Zeit zu gewinnen, um sich dem gesuchten Wort oder der Satzkonstruktion anzunähern. Sätze wie: „ Und ... und ... und dann ... und dann ... und dann hab ich .... und dann hab ich dem Uli sein Auto weggenommen," sind typisch in dieser Zeit der Sprachentwicklung. Sie sind locker und ohne Anstrengung. Weder Eltern noch das betroffene Kind sind irritiert bei dieser Art der Unflüssigkeit. Eltern schreiben sie instinktiv der Entwicklung zu, sie werden als „normal" empfunden. Daher spricht man hierbei auch nicht von „Stottern", sondern von entwicklungsbedingten oder normalen Sprechunflüssigkeiten. Auch nicht stotternde Menschen entdecken hin und wieder, dass ihr Redefluss unterbrochen wird. Auch sie nutzen diese Unterbrechung zur Sprechplanung. Beispielsweise wenn sie sehr aufgeregt sind oder äußerst komplexe Zusammenhänge erläutern müssen. In solchen Situationen können auch bei sonst flüssig sprechenden Menschen Wiederholungen, Pausen, Satzumstellungen und vermehrte Einschübe wie „ähm" beobachtet werden.

Bei Kindern verschwinden diese Sprechunflüssigkeiten in den meisten Fällen wieder von alleine. Bei 5 % aller Kinder entwickelt sich jedoch ein chronisches Stottern, wobei Mädchen und Jungen zunächst gleich oft betroffen sind. Dann werden aus den lockeren Wortwiederholungen, wie sie oben beschrieben wurden, Silben- und Lautwiederholungen, wie „i-i-i-ich will das aber". Oder Laute werden überdurchschnittlich lange gedehnt: „mmmmal du mir das Bild"! Als drittes Kernsymptom sind die Blockierungen zu nennen. Das bedeutet, dass der Laut stecken bleibt und es dadurch zu einem „Stillstand" der Sprechbewegung kommen kann: „K----annst du mir mal helfen"? Bei diesen drei Kernsymptomen zeigen sich bereits die ersten Anzeichen von Anspannung und Anstrengung. Die Beispiele in folgender Tabelle sollen die Unterschiede von normalen/ entwicklungsbedingten Unflüssigkeiten und Stottersymptomen verdeutlichen.

Beispiele zur Abgrenzung von entwicklungsbedingten/normalen Sprechunflüssigkeiten und symptomatischen Sprechunflüssigkeiten

	Entwicklungsbedingte/ normale Sprechunflüssigkeiten	**Symptomat. Sprechunflüssigkeiten**
Wiederholungen	Wörter oder Satzteile, z. B. „Und, und, und ..." oder „und dann hab' ich ... und dann hab' ich .... und dann hab' ich den Laster genommen"	Silben oder Laute, z. B. „Me Me Me Mama guck mal" oder „k-k-k-k-kannst du mal kommen?" Anstieg der Tonhöhe und des Sprechtempos möglich
Dehnungen	z. B. „Das ist mmeins", kürzer als 1 Sekunde	z. B. „Iiiiiich will das aber", länger als 1 Sekunde; Anspannungen im Mund-, Gesichts- u. Halsbereich
Stille Pausen	z. B. „Und dann – hat er mich geschubst", geschehen vor oder in einem Satz	z. B. „K.....kommst du mal?" Blockierung vor oder in einem Wort, verbunden mit Anstrengung und sichtbaren Anspannungen
Gefüllte Pausen	z. B. „Dann fahren Sie – äh – die nächste Straße links." Oder „er fuhr diesen schnellen Flitzer – na, wie heißt er doch gleich – Porsche"	ungewöhnlich viele Einschübe wie „äh" oder Floskeln; wirken meist unnatürlich und irritierend; sind dem Vermeidensverhalten zuzuordnen
Satzabbrüche und Satzumstellungen	z. B. „Wo ist – kannst du mir den Saft geben?"	z. B. „Wo ist der A – kannst du mir den Saft geben?" Treten häufig gemeinsam auf; sind ebenfalls dem Vermeidensverhalten zuzuordnen

Quellen: Wendlandt, 1992, S. 54, Hansen & Iven, 2002, S. 24f, Sandrieser und Schneider, 2004, S. 6f

Stottern ist das, was man tut, um nicht zu stottern.
Wenn der Mund Bewegungen beim Sprechen ausführt, die man nicht selbst steuert, wenn der Mund macht, „was er will", ist es nur verständlich, dass man versucht, diese ungewollten Bewegungen zu kontrollieren und festzuhalten. So werden aus lockeren Laut- und Silbenwiederholungen Dehnungen und Blockierungen. Häufig bilden sich Begleitsymptome aus, die als Reaktion auf die Kernsymptome zu sehen sind und die Anstrengung sichtbar machen, mit der das stotternde Kind versucht, das Stottern zu beenden. Diese können sich in Mitbewegungen wie Grimassieren zeigen. Aber auch mit Hilfe von Bewegungen des Kopfes, der Arme, des Rumpfes und der Beine wird versucht, sich aus dem Stotterereignis zu befreien. Auch die Atmung kann als Folge des Stotterns in Mitleidenschaft gezogen werden.

Psychische Reaktionen
Alle Kinder, auch sehr kleine Kinder, merken sehr deutlich, wenn sie stottern und das Sprechen nicht mehr so leicht geht. Sie reagieren zunächst verwundert oder irritiert, äußern manchmal sogar konkret, dass sie nicht mehr sprechen können, sind verängstigt oder frustriert darüber, nicht das sagen zu können, was sie wollen. Bei älteren Kindern können Sprechangst, Scham und Versagensängste, um nur einige negative Gefühle zu nennen, dazukommen. In der Folge beginnen die Kinder vielleicht, Wörter zu vermeiden, Sätze abzubrechen oder bestimmte Sprechsituationen zu vermeiden. Bereits sehr junge Kinder im Alter von zwei bis drei Jahren können Vermeidensverhalten wie beispielsweise Veränderung der Sprechweise in Form eines Flüsterns aufweisen, um das unangenehme Gefühl des Kontrollverlustes nicht erleben zu müssen. Kein Mensch stottert wie ein anderer, die Individualität ist sehr groß.

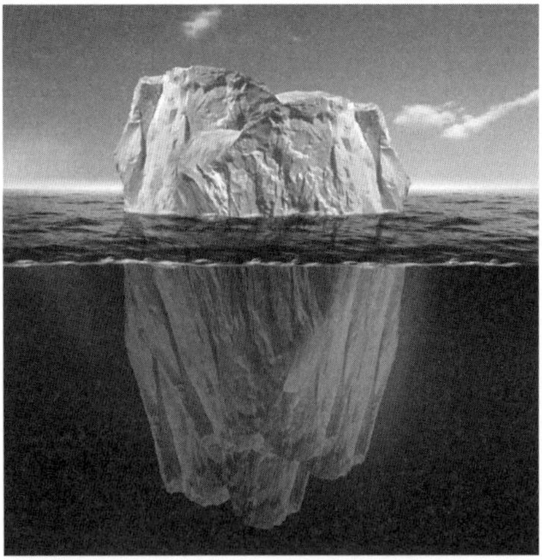

Das Eisbergmodell macht deutlich, wie groß das Ausmaß des Vermeidens und der psychischen Reaktionen auf das Stottern sein kann.
Die oben beschriebenen Symptome, die Kernsymptome, stellen nur die Spitze des Eisberges dar. Viel entscheidender sind die Dinge, die unter der Oberfläche im Verborgenen liegen, wie beispielsweise die psychischen Reaktionen des Kindes auf sein Stottern. Die wiederum führen zu den Begleitsymptomen und dem Vermeidensverhalten und sind mit dafür verantwortlich, dass das Stottern bestehen bleibt.

„Am Anfang war ich immer der Meinung, Daniel geht in eine Therapie und dann geht das weg ..."

Die Familie Stadler wohnt in einem eigenen Haus mit großem Garten westlich von München auf dem Land, 40 Minuten mit der Bahn vom Münchener Hauptbahnhof. Herr Stadler hat heute Geburtstag, die Gäste kommen erst morgen, deshalb hat Juliane Stadler heute Zeit für mich. Die drei Kinder und der Mann sind aus dem Haus und in der Küche ist ein Frühstücksgedeck für zwei Personen angerichtet. Der älteste Sohn Daniel ist 17 Jahre alt und Stotternder. Er macht zurzeit eine Ausbildung zum Industriekaufmann bei Europas größtem Luft- und Raumfahrtkonzern und hat täglich drei Stunden Fahrtzeit zu seiner Arbeitstelle. „Es macht ihm Spaß", sagt sie.

Als wir es uns am Küchentisch bequem gemacht haben fängt sie an zu erzählen. „Wir sind vor 15 Jahren hierher gezogen. Da war Manuel zweieinhalb. Er hatte bis dahin ganz normal für das Alter die ersten Worte und kleine Sätze gesprochen. Mein Mann bekam hier in Bayern ein berufliches Angebot. Wir haben uns für den Umzug entschieden. Dann kam noch dazu, dass am gleichen Tag mein jüngerer Bruder starb. Das hatte mir natürlich eigentlich die Sprache verschlagen und Manuel hat es mir dann abgenommen. Wir waren hier und er wollte ‚Opa' sagen und bringt ‚Opa' nicht raus. Es kam ‚O-oo-oo-opa'. Wir haben ihn angeschaut und dachten: ‚Was ist jetzt los?' Das war sein erstes Wort hier in Bayern. Für uns war das erstmal ein Schock. Wir konnten das überhaupt nicht einordnen. Einige Wörter waren dann wieder okay, aber es kamen immer mehr Wörter, die er gestottert hat.
Ich habe den Kinderarzt angesprochen und der sagte, wir sollten zu einer Logopädin gehen. Sie sagte damals, da war er Anfang drei, es wäre noch zu früh, etwas zu machen. Das wäre normal für das Alter, das sind Wortfindungsstörungen. ‚Er wird sich wieder fangen.' Es wurden dann jedoch immer mehr Wörter, wo er Schwierigkeiten hatte. Anfangs haben wir noch gesagt: ‚Sprich langsamer. Denk vorher nach.' Er ist dann immer mehr in dieses Ding reingerutscht. Mit vier kam er in den Kindergarten – da war es schon sehr fest. Er hat bei einer Logopädin Behandlungen gehabt. Das hat aber nichts gebracht.
In dieser Zeit ist unser zweiter Sohn geboren und Daniel hat die ganze Zeit gestottert. Er selber hatte keine Probleme damit und wurde im Kindergarten auch nicht gehänselt. Sein sehr guter Freund, den er heute immer noch hat, hat ihn immer ausreden lassen. Andere sind ihm natürlich mal ins Wort gefallen. Das ist mir auch passiert. Anfangs wusste ich nicht, soll ich ihm das Wort abnehmen oder nicht. Er hat einfach durchgestottert und es hat ihm nichts ausgemacht. Er war sogar Klassensprecher."

Es klingelt an der Tür. Jemand bringt mehrere Paletten mit frischen Eiern. „Das ist wegen der Geburtstagsfeier. Heute werde ich noch backen“, erklärt sie und kommt sofort zu unserem Thema zurück. „Im Alter von sieben und acht hat er noch manchmal bei Gesprächen mit Erwachsenen das Wort an mich weiter gegeben. Er hat mich angeguckt und gefragt: ‚Mama, wie war das noch …?‘ – Ich wollte nicht gerne für ihn sprechen. Er hat mich darauf hingewiesen, dass er gern möchte, dass ich das für ihn sage, und dann habe ich es gemacht.“

Nebenan gurgelt und faucht die Kaffeemaschine. Es gibt Cappuccino mit geschäumter Milch zu frischen Brötchen und den hier üblichen Brezeln. „Wir haben vieles ausprobiert. Es gab zahlreiche Sitzungen bei Logopäden, die eigentlich nicht viel verändert haben. Manchmal wurde es ein bisschen besser. In der dritten und vierten Klasse war es sehr heftig. Er hat jedes Wort gestottert, dabei hat er den Hals so sehr gestreckt. Man hatte das Gefühl, ihm drückt jemand den Hals zu und er bringt das Wort nicht raus.
Ich habe immer mit den Lehrern geredet, die alle sehr verständig waren. Als die Entscheidung zu einer weiterführenden Schule in der vierten Klasse anstand, zogen wir auch den Besuch einer Sprachheilschule in Erwägung. Die nächste war in Dachau. Er hätte hingebracht werden müssen. Das ging logistisch einfach nicht und es machte vielleicht auch keinen Sinn, ihn aus der Klassengemeinschaft rauszureißen. Er hat die fünfte Klasse noch an der Hauptschule gemacht und sie an der Realschule wiederholt. Das war ganz gut, weil er recht früh eingeschult wurde. In der zehnten Klasse hat er den Realschulabschluss gemacht. Seine Zensuren waren immer durchschnittlich.

Sein Stottern besserte sich dann mit ungefähr vierzehn Jahren. Er hatte einige Therapiewochenenden mit anderen Jugendlichen am Starnberger See mitgemacht. Das hat ihm gut getan. Vorher hatte er nie andere Stotternde kennengelernt, war immer der Einzige. Und uns Eltern ging es genauso. Wir haben einfach mal gesehen, dass es auch andere gibt. Es wäre schön gewesen schon, früher diese Möglichkeit gekannt zu haben. Ich bin durch Internetrecherche auf dieses Angebot gekommen. Man muss sich schon selbst darum bemühen.
In dieser Gruppe war er einer der stärkeren Stotterer. Sie sind in die Stadt gefahren und haben Leute angesprochen. Das ist ihm nie schwer gefallen. Er hat die Leute angestottert, das war ihm egal. Früher war es für mich oft peinlicher Fremden gegenüber, als ihm selbst – er hat mir leid getan. Die neue Therapie und auch die Entwicklung im Alter von zwölf bis vierzehn Jahren haben die Veränderung gebracht. Direkt nach den Therapiewochen hat er erstmal ohne Punkt und Komma geredet. Wir haben uns angeschaut und mir sind fast die Tränen runtergelaufen. Das war unglaublich. Nach ein paar Wochen wurde es wieder schlechter und wir haben gesagt: ‚Du musst üben‘. Das hat er natürlich nicht gemacht – weil: Es ging ja. Aber man

muss regelmäßig üben. Trotzdem wurden die guten Phasen immer länger. Er war ungefähr fünf Mal in dieser Therapiegruppe, von sieben bis dreizehn Jahren."

Vom Küchenfenster aus kann ich in den Garten schauen. Dort sind Steine zu zwei Säulen aufeinandergestapelt. Einige Elemente in der Gartengestaltung erinnern mich an Zen-Buddhismus und laden zu meditativem Verweilen ein. Sie fährt fort: „Als Ursache haben wir immer den Umzug nach Bayern und den Tod meines Bruders gesehen. Der war 28 und ist innerhalb von einem halben Jahr an Krebs gestorben. Das hat mich damals sehr aus meiner Mitte gebracht. Es war das erste Mal, dass in unserer Familie so etwas passiert ist. Ich dachte immer: Das passiert nur anderen. Darum denke ich: Es hat mir die Sprache verschlagen und Daniel hat es ausgelebt. Er ist schon immer ein sehr mitfühlender Mensch gewesen. Wir haben nie eine Schuld bei uns gesucht.
Als die beiden Jüngeren geboren waren, hatte ich natürlich Angst, dass das Stottern da auch auftreten könnte. Da war dann aber nichts. Und auch sonst stottert in unserer Familie niemand.
Daniel hat eine wunderschöne Jungen-Singstimme gehabt. Er hat gesungen wie ein ‚Star'. Mein Mann spielt viele Instrumente, auch Orgel, und Daniel hat dazu gesungen. Zu Weihnachten hat er vor hundert Leuten in der Kirche mal ein Lied allein gesungen. Das hat ihm immer großen Spaß gemacht. Wir, besonders mein Mann, haben das sehr unterstützt."

Zwischendurch nehmen wir einen Schluck Kaffee und belegen unsere Brötchen. Draußen scheint die Maisonne auf Bambusgewächse im Garten. Ich frage nach dem Umgang der Geschwister mit dem Stottern. Sie antwortet:

„Die Geschwister unter sich hatten immer einen sehr harmonischen Umgang. Das Stottern war da nie ein Thema. Normalerweise lassen sie Daniel immer ausreden. Manchmal gibt es eine Art Kabbeln, wo er dann auch selber lacht – aber nie mit einer Spitze. Immer auf eine nette Art.
Ein einziges Mal habe ich mitbekommen, dass in der ersten Klasse einer ‚Stotterliesl' zu ihm gesagt hat. Sonst nie.
Daniel hat schon früh einen sehr guten Freund gehabt, der sprachlich weit entwickelt war. Ein Nachbarssohn. Der hat ihn immer ausreden lassen und klug geantwortet. Die beiden hatten über die ganzen Jahre einen engen freundschaftlichen Kontakt. Jetzt geht jeder seinen eigenen Weg. Schulisch haben sie sich getrennt, aber privat treffen sie sich noch immer. Dieser Freund hat die ganzen Phasen sehr gut mitbekommen und begleitet."

Juliane Stadler fällt ein: „Gerade vor ein paar Tagen, als wir über dieses Buchprojekt gesprochen haben, sagte Daniel zu mir verwundert: ‚Dass dich das so belastet hat.'

Er versteht das gar nicht. Für ihn war es nicht schlimm. Er ist gut damit durchs Leben gekommen.
Nach dem Wechsel zur Realschule habe ich erstmal vier Wochen abgewartet und dann mit dem Lehrer gesprochen: ‚Sie haben bestimmt gemerkt, dass der Daniel stottert.' Ich hatte vorab recherchiert, ob es Informationen zum Stottern gibt, und bin dann auf ein Buch für Lehrer gestoßen. – Wenn der eine Klasse mit 30 Kindern hat und muss dann fünf Minuten warten, bis einer das Wort rauskriegt: Wie geht er damit um? – Er hatte es natürlich schon gemerkt und sagte, das wäre kein Thema für ihn, denn seine Frau wäre Logopädin. Er konnte sehr gut mit Daniel umgehen. Wir hatten immer Glück, dass irgendwelche Türen aufgingen. Zwei Jahre später, als ein neuer Lehrer kam, ging es mit dem Sprechen schon sehr viel besser."

Mein Blick fällt auf bunte Papierblumen, die an der Fensterscheibe kleben. Davor liegt ein beschrifteter Stein: „Der kürzeste Weg zwischen Menschen ist ein Lächeln. Indische Weisheit" steht darauf geschrieben. Sie fährt fort:

„Es gab natürlich Zeiten, wo ich nachts gegrübelt habe, was aus ihm beruflich oder partnerschaftlich werden wird. Wenn er ein Mädel ansprechen will – bevor er einen Satz raus bringt, ist die doch weg.
Anfangs war es mir Fremden gegenüber peinlich, weil ich dachte, die denken, er ist doof. Als er so ungefähr sieben Jahre alt war, habe ich mich innerlich verkrampft und die anderen haben nicht gewusst, was ist jetzt los, als er angefangen hat zu stottern. Im festen Bekanntenkreis war es kein Problem. Die konnten gut damit umgehen. Schwierig war es bei Geschäftskollegen von meinem Mann, die zum ersten Mal bei uns waren. Aber als wir es erklärt hatten, war es wieder entspannt. Man muss es zum Thema machen.
Bei einem Activity-Spieleabend mit Bekannten wurde Daniel angeboten zu tauschen, damit er den Begriff nicht mit Worten erklären musste. Er wollte es jedoch selbst erklären und hat sich durchgestottert, bei jedem Wort. Wir haben ihm fünf Minuten zugehört und konnten es dann auch lösen. Er hatte es gut erklärt. Wir mussten alle erst lernen, diese Situationen auszuhalten.
Bei der Geburt seiner Schwester war er neun. Als sie anfing zu sprechen, wurde es bei ihm auch etwas besser, als ob er mit ihr zusammen noch mal angefangen hätte zu sprechen. Er hat ihr die Worte vorgesagt, ohne zu stottern. Das ging dann aber wieder vorbei. – Mit acht, neun Jahren hat er zirka jedes dritte Wort gestottert. Wenn man das als 100 Prozent ansieht, hat er jetzt noch 10 bis 15 Prozent davon. Das hält jetzt schon drei Jahre so an. Im Moment hat er in seiner Ausbildung wieder einen Schulblock. Das strengt ihn mehr an, weil er da wieder lernen muss. In diesen Schulphasen stottert er etwa 10 Prozent mehr. Er ist eher der Praktiker." Sie lacht.

Ich frage nach seinen beruflichen Wünschen. Sie kommt ins Schwärmen: „Er ist sehr künstlerisch veranlagt. – Als kleiner Junge hat er mir immer Schmuck gemacht mit gebogenen Drähten und einem Stein drin oder etwas Gefärbtem. Von seinem Konfirmationsgeld hatte er sich eine Kamera gekauft und fotografiert sehr gern. Letztes Jahr hat er bei einem Fotografen ein Praktikum gemacht. Es ist jedoch schwierig, in diesem Beruf finanziell abgesichert zu sein, darum macht er jetzt die Ausbildung zum Industriekaufmann. In dieser großen Firma stehen ihm alle Wege offen. Es gibt dort auch eine Werbeabteilung, wo er seine Kreativität ausleben könnte. Er interessiert sich auch für Computer und technische Dinge. Mit 17 Jahren kann er sich noch in alle Richtungen weiterentwickeln." Nein, Sorgen macht sie sich da nicht.

Ich frage nach, wie die Reaktionen in der näheren Verwandtschaft waren. Sie sagt: „Meine Eltern hat es damals sehr belastet. Zu meinem Papa hat er eine ganz besondere Verbindung gehabt. Die waren sprachlos, als sie es mitbekommen haben. Es ist ja davor in unserer Familie nicht vorgekommen. Wir haben viel darüber gesprochen. Es hat ihnen sehr leid getan. Auch bei meinen Schwiegereltern war es natürlich ein Thema. Wir haben eine große harmonische Verwandtschaft. Alle wussten es natürlich und haben es so akzeptiert. Er war nie ausgeschlossen. Daniel hat eine sehr positive und gewinnende Art und somit war das Reden nur ein sehr kleiner Bruchteil von ihm. Reden ist nicht seine Stärke – aber alles andere."

Ich schaue in den Garten. Die Mischung von Johannisbeersträuchern und Bambusgewächsen im Garten wirkt auf mich wie eine Zusammenführung von westlicher und östlicher Kultur und Ästhetik. – „Hat sich durch das Stottern etwas in der Familie verändert?", frage ich.

„Wir haben bei unseren jüngeren Kindern alles etwas lockerer gesehen, was die Erziehung betrifft. Daniel ist noch strenger erzogen worden – mit ‚Bitte' und ‚Danke' und mehr Regeln für den Umgang mit anderen. Das haben wir dann bei Daniel und Leonie nicht mehr gemacht. Wir haben versucht, alles etwas freier zu machen, ohne Regeln, die in der Gesellschaft vielleicht erwartet werden. Wir haben gelernt, dass es Sachen gibt, auf die man keinen Einfluss hat. Das muss man einfach akzeptieren. Genauso wie eine Krankheit, die man annehmen muss und versuchen, das Beste daraus zu machen.
Die Therapien, das war viel Fahrerei und immer die kleinen Kinder im Schlepptau, weil wir ja keine Großeltern hier hatten. Ich habe dann eine Stunde im Wartezimmer gesessen und die zwei anderen bespaßt. Finanziell haben wir natürlich einiges dazu bezahlen müssen und haben immer geschaut, was uns möglich ist.
Am Anfang war ich immer der Meinung, Daniel geht in eine Therapie und dann geht das weg – auch nach drei Jahren noch, als er Sechs war. Der Stottertherapeut Herr M. war der erste, der sagte: ‚Stottern kann man nicht heilen.' Das war schon ein Schock. Ich bin in ein tiefes Loch gefallen und dachte: Wie bitte? Ich dachte, das ist der Mann, der es heilen kann. ‚Man kann ihnen nur Werkzeuge an die Hand geben,

damit sie lernen, damit umzugehen', sagte er. Das hörte sich nicht mehr ganz so schlimm an, aber die Aussage ‚Man kann's nicht heilen' hat mich sehr geschafft. Mit der Zeit wurde es besser. Ich dachte: ‚Okay, das wird sein Leben begleiten, und die Werkzeuge, die müssen wir ihm jetzt holen.'
Die Akzeptanz war sehr heilsam für mich. Das hat dann auch vieles dem Kind gegenüber leichter gemacht. Bei meinem Mann hat es etwas länger gedauert, bis er dies anerkennen konnte. Er konnte aus beruflichen Gründen bei den Gesprächen meist nicht dabei sein und hatte anfangs noch eigene Ideen, mit dem Stottern umzugehen. Für ihn war es schwerer zu akzeptieren. Bei einem Abschlussgespräch in Starnberg hat er die Logopädin gefragt, wann diese Behinderung weggeht, und sie hat ihm in drei Sätzen stark stotternd geantwortet. Das war sehr provokativ. Er hat es fast nicht ausgehalten, ihr zuzuhören. Es war sehr schwer für ihn, das zu verdauen.
Es war für uns ein Lernprozess, unserem Kind diese Schwäche zuzugestehen und zu lernen, damit umzugehen. Deshalb sind Elterngesprächskreise oder Selbsthilfegruppen für die Eltern sehr wichtig, um sich auszutauschen und miteinander zu reden.
Für Daniel war es sehr wichtig, mit anderen stotternden Jugendlichen zusammen zu sein. In der Gruppe waren acht Jungs und ein Mädchen. Als er dann zu alt für die Jugendgruppe wurde, hatte er sich sprachlich so gut entwickelt, dass er nicht in die Erwachsenengruppe brauchte und seitdem gar keine Therapie mehr gemacht hat."

Nach kurzem Überlegen fährt sie fort: „Mein zweiter Sohn hat eine Legasthenie. Das wurde erst in der dritten Klasse festgestellt. In der zweiten Klasse war es oft unverständlich für mich, dass er immer wieder Fehler gemacht hat, die wir gerade gestern besprochen hatten. Dadurch hatten wir eine ungute Situation zwischen uns. Als ich dann wusste, dass er Legastheniker ist, war mir klar, dass er es gar nicht wissen kann. Das hat die Situation komplett entspannt."

Plötzlich springt sie auf und fordert mich auf, ihr in den Nebenraum zu folgen. Ein professionell ausgeleuchtetes Portraitfoto in Postergröße hängt dort gerahmt an der Wand. In klassischem Schwarz-Weiß schaut mich ein junger sympathischer Mann offen an. „Dieses Foto hat der Fotograf bei seinem Praktikum von Daniel gemacht", sagt sie stolz. An der Wand gegenüber sind weitere Kinderfotos zu sehen. Die drei Kinder der Familie in unterschiedlichen Zusammenhängen. „Er war schon immer sehr fröhlich und mit sich zufrieden", sagt sie mit Blick auf die lachenden Kindergesichter.
Wir sind uns einig darin, dass von Stotternden ein völlig falsches Bild in der Öffentlichkeit vermittelt wird. „Die Stotterer haben so ein blödes Image, das sie nicht verdient haben", ereifert sich Juliane Stadler.

Wir setzen uns wieder an den Tisch und sie erzählt weiter: „Nach einem Bewerbungsgespräch vor einiger Zeit habe ich ihn gefragt: ‚Und – wie lief's?' Er sagte: ‚Gut.

Im ersten Drittel habe ich flüssig gesprochen, dann bin ich einmal hängengeblieben.' – Er macht es dann immer gleich zum Thema. ,Sie haben bestimmt gemerkt, dass ich ein Stotterer bin. Ich bin in Behandlung.' Er hat auch erzählt, dass er damals nach dem Tod meines Bruders angefangen hat zu stottern. Er legt gleich total offen alles auf den Tisch. Das Gegenüber ist meistens beeindruckt und findet es toll, wie er damit umgeht. Es waren ja nur zwei gestotterte Wörter und alles andere ging fließend. Diesen Umgang mit den Situationen hat er in der Therapie gelernt und damit noch nie negative Erfahrungen gemacht.
Mit 15 Jahren hatte er für ungefähr ein Jahr eine Freundin. Mit den Mädchen gibt es keine Probleme – es ist eher so, dass sie ihn oft ansprechen." Sie schmunzelt. Der Stolz einer Mutter ist ihr anzusehen.

„Meine beiden Söhne haben einen Schein zum Ausbildungsleiter im Sport gemacht und unterrichten in der Turnhalle kleinere Kinder. Zwischen 10 und 20 Kinder werden von je zwei Ausbildern beschäftigt. Ich war am Anfang mal mit dabei und war ganz erstaunt, ihn so zu erleben. Als es unruhig in der Halle war, hat er einen Brüller losgelassen: ,Alle hören mir jetzt zu!'. Ich fand es toll, wie er da stand und sich Gehör verschafft hat und dachte, das ist ja ein ganz anderer Daniel, als ich den kenne. Daheim ist er eher ruhig und zurückhaltend. Er ist sportlich sehr aktiv und verdient sich als Ausbilder ein Taschengeld dazu."

Ich frage, was sie an ihrem Sohn bewundert? „Ich bewundere an ihm, dass er oft über dem Stottern drüber steht. Mich hat es oft belastet, als er früher diese Symptomatik hatte und den Hals so rausgestreckt hat und die Wörter regelrecht herausgewürgt hat – da hat er mir so leid getan. Aber ihm machte es nichts aus.
Er ist ein sehr feinfühliger Mensch und kann sich sehr gut in andere reinfühlen. Er spürt die Stimmungen und geht in die Tiefe. Das finde ich einen sehr schönen Charakterzug. Er hat ein Elefantengedächtnis. Er kann sich wahnsinnig gut zurückentsinnen an die Zeit als mein Bruder so krank war. Da war er erst zweieinhalb und hat unheimlich viel mitbekommen. Er weiß das alles noch. Für Zwischenmenschliches hat er ein extremes Gedächtnis."

„Gab es etwas, das Ihnen besonders geholfen hat in der schwierigen Zeit?", frage ich.

„Mit dem Herrn M. hatten wir ein sehr gutes Verhältnis, es war vom Menschlichen her immer angenehm – sowohl für uns Eltern als auch für Daniel. Das passte einfach. Wir hatten das Gefühl, er ist dort in guten Händen und kann einen guten Weg gehen. Und der Austausch mit anderen in der gleichen Situation war sehr wichtig.
Es hätte mir allerdings gut getan, wenn Daniel mehr geübt hätte nach den Therapiewochen. Die Zeit dort in der Gruppe hat ihm Spaß gemacht, aber hier steht der Werkzeugkoffer irgendwo bei ihm rum und er macht nichts. Für ihn ist es immer okay so wie es ist."

Auf die Frage: „Was wünschen Sie sich für die Zukunft Ihres Sohnes?“, antwortet sie „Vor ein paar Jahren hätte ich noch gesagt: ‚Ich wünsche mir, dass er mit seinem Stottern gut durchs Leben kommt.‘ – Jetzt ist es so, dass ich weiß, dass es so sein wird. Ich bin jetzt sicher, dass das Stottern nur ein ganz geringer Bruchteil von dem ist, was ihn ausmacht. Wir haben in den vergangenen 16 Jahren erlebt, dass es schlechtere Phasen gibt. Die gehen aber wieder vorbei. Es kommen immer wieder gute Phasen, die heute viel länger dauern. Früher waren die schlechten Phasen lang und die guten kurz – heute ist es umgekehrt. Jetzt ist es schon ganz lange sehr gut. Ich denk' das bleibt so.
Herr M. sagt immer: ‚Je länger das Stottern anhält, desto mehr schleift es sich ein.‘ Unser Sohn hat schon früh, mit zweieinhalb Jahren angefangen und als es mit Zwölf so schlimm war, hatte er schon eine zehnjährige Stotter-Karriere hinter sich. Das hat uns auch belastet. Aber damals sagte die Logopädin, mit drei Jahren, da macht man noch nichts, weil das frühkindliches Stottern ist. Mit dem heutigen Wissen hätten wir schon früher mehr gemacht.
Wenn wir heute alte Videos anschauen, als Daniel vier oder fünf war, und wir sehen ihn stark stottern oder gar nichtsraus bringen, dann sagen wir: ‚Mensch schau mal, wie du da gesprochen hast.‘ Es ist wie in einem Traum, der ganz weit weg ist. Heute sind wir erstaunt, wenn wir sehen, wie schlecht er gesprochen hat. – Dass man das wieder so vergessen kann ...“ Sie schaut nachdenklich aus dem Fenster. „Es war heftig, aber heute ist es Schnee von gestern.“

„Was würden Sie anderen Eltern mit auf den Weg geben?“ möchte ich wissen.
„Sie sollten sich schon sehr früh schlau machen und selber aktiv werden. Ich habe mich damals zu sehr darauf verlassen, dass ich von den Kinderärzten zu den richtigen Stellen verwiesen werde. Das war aber nicht der Fall. Ich habe alles selber machen müssen. Unser zweiter Sohn war dann geboren und ich konnte mich nicht um alles so kümmern, wie ich es gern gemacht hätte. Da ist einige Zeit vergangen, weil die Logopäden mich vertröstet haben. Damals wussten wir einfach nicht, wie es sich entwickeln wird, auch die Logopäden nicht.
Es tut gut, sich mit ebenfalls betroffenen Familien zum Erfahrungstausch zusammenzutun, um die Ängste, die man sich so macht, zu erleichtern.
Es ist wichtig, das Kind nicht nur auf die Sprache zu reduzieren. Wir haben uns immer gesagt: Das ist der Daniel, der ist halt so, der spricht so. Dafür hat er aber 99 andere Sachen, die er außergewöhnlich gut kann.“

Wir kommen am Schluss des Gesprächs noch mal auf den Ausbildungsplatz zu sprechen und wie er es geschafft hat, ihn zu bekommen. „Bei der Bewerbung auf diesen Ausbildungsplatz gab es 50 Mitbewerber. Er blieb dann übrig. Er ist beim Bewerbungsgespräch sehr gut aufgetreten und hat in dieser großen Firma einen tollen Job bekommen. Er hätte auch noch zwei andere Ausbildungsplätze haben können.

Beide Firmen hatten am gleichen Abend hier angerufen und ihm die Stelle zugesagt. Seine positive, zuverlässige Art kam sofort gut bei den Personalchefs an. Er hat sich dann für diesen europaweiten Großkonzern entschieden."

Jetzt fällt der lebhaften Frau noch eine Situation ein, wo ihr einiges klar geworden ist: „Nach der Starnberger Therapiewoche hatten die Eltern die Aufgabe, mit den Kindern irgendwo in einen Laden zu gehen und stotternd etwas zu bestellen. Im Auto haben wir vorher zusammen geübt, wie ich es machen kann und ob ich eine bestimmte Technik anwenden soll. Ich bin in den Laden rein und habe gedacht, was denkt jetzt der Verkäufer von mir, wenn ich stottere. – Ich habe mich nicht getraut das zu machen! – Daniel hat daneben gestanden und mich angeschaut.
Mir ist klar geworden, was es immer wieder für eine Leistung ist, stotternd diese Situationen zu meistern – diese Scham und was da sonst noch ist, immer wieder zu überwinden. – Ich habe es einfach nicht gekonnt.
Das Stottern müsste von Grund auf anders betrachtet werden. Ein Kind hat ADHS oder rote Haare oder es kann gut rennen und ein anderes hat es halt schwer mit der Sprache ... Stottern hat einen sehr negativen ‚Touch', und das eigentlich ohne nachvollziehbaren Grund. Deswegen schämt man sich so dafür. Es wäre schön, wenn sich da was ändern würde – indem man sich damit beschäftigt und es zulässt."

Bevor Frau Stadler mich zum Bahnhof fährt, schreibt sie noch schnell einen Zettel für die kleine Tochter, die gleich aus der Schule kommen wird. Im Auto erzählt sie weiter: „Ich hatte den Eindruck, als wir das Stottern für uns akzeptiert hatten, ging es auch für den Daniel leichter, weil die Erwartungshaltung weg war. Wahrscheinlich ist unsere Erwartungshaltung unbewusst bei ihm angekommen. Danach ging es dann besser."

Infotext: Das Typische am kindlichen Stottern

Das Typische am kindlichen Stottern ist, dass es sehr starken Schwankungen unterworfen ist. Nach langen Phasen flüssigen Sprechens kann es scheinbar wie aus dem Nichts wieder auftauchen. Folgendes Modell soll erklären, weshalb es dazu kommt:

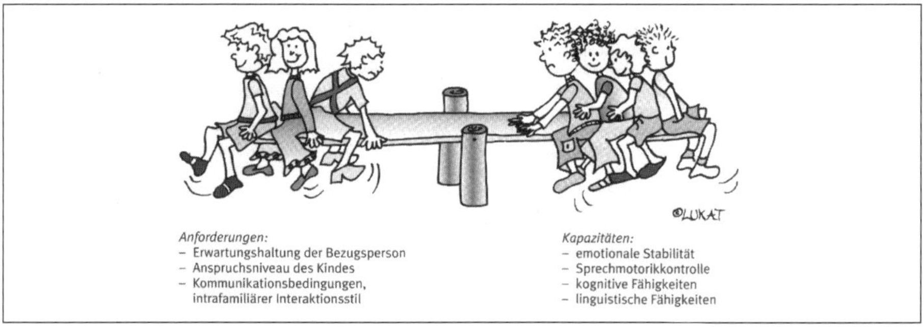

©LUKAT
Anforderungen:
- Erwartungshaltung der Bezugsperson
- Anspruchsniveau des Kindes
- Kommunikationsbedingungen, intrafamiliärer Interaktionsstil
Kapazitäten:
- emotionale Stabilität
- Sprechmotorikkontrolle
- kognitive Fähigkeiten
- linguistische Fähigkeiten

Anforderungs- und Fähigkeitenmodell für flüssiges Sprechen

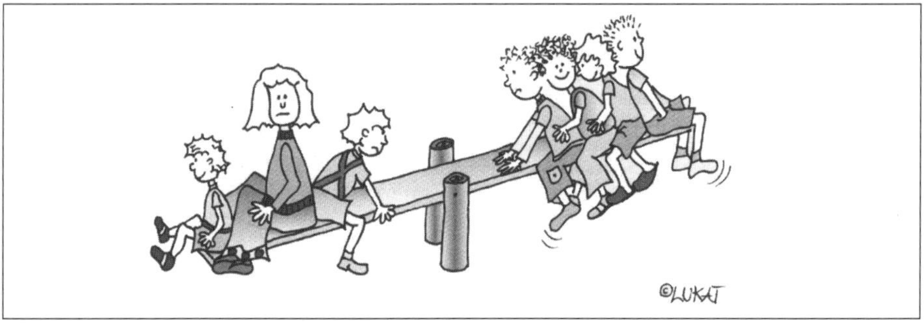

©LUKAT

Modell der Dysbalance bei überhöhten Anforderungen: Sprechunflüssigkeiten werden wahrscheinlicher

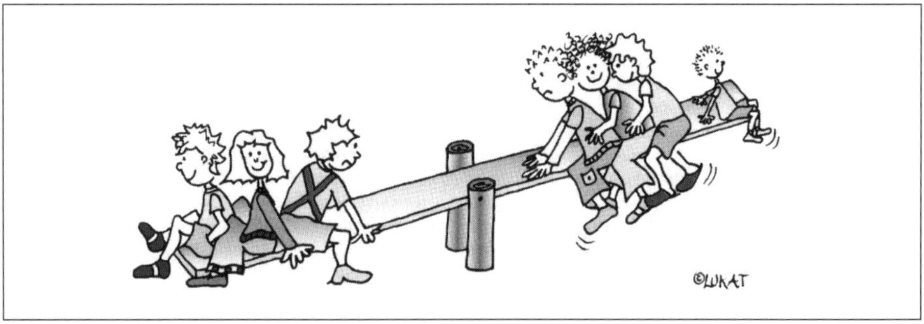

©LUKAT

Modell der Dysbalance bei gering entwickelten Fähigkeiten: Sprechunflüssigkeiten werden wahrscheinlicher
Quelle: Hansen & Iven 2002, 16 (nach Starkweather, 1990, 12 ff; Johannsen, 1993, 8ff), 17, 18

Den Fähigkeiten, die ein Kind zur Verfügung hat, stehen Anforderungen gegenüber. Besteht ein Gleichgewicht zwischen Anforderungen und Fähigkeiten, so ist flüssiges Sprechen gesichert.
Oft gerät diese Wippe jedoch ins Ungleichgewicht, wenn beispielsweise das stotternde Kind, das sich zudem noch je nach Alter mitten in der Sprachentwicklung befindet, eine längere Geschichte erzählen oder von einem aufregenden Erlebnis berichten möchte. Ein solches Erlebnis könnte sein, dass das Kind mit einem anderen Kind aus dem Kindergarten einen Streit hatte und von ihm von der Schaukel geschubst wurde. Hier haben wir eine typische Situation, in der Kinder stottern, da ihre sprachlichen Fähigkeiten den hohen Anforderungen in diesem Moment nicht gewachsen sind. Denn dies ist eine sehr hohe sprachliche Leistung, bei der auch wir Erwachsene häufig Probleme haben und „ins Stocken geraten".

Infotext: Stottern darf kein Tabu sein

Eltern, deren Kind zu stottern beginnt, sind berechtigterweise in großer Sorge. Häufig suchen sie die Schuld bei sich und sind stark verunsichert, wie sie auf das Stottern reagieren sollen. Diese Sorge und Unsicherheit übertragen sie, selbstverständlich unbewusst, auf ihr Kind. Das stotternde Kind wiederum weiß sehr genau, dass etwas nicht stimmt mit seinem Sprechen, dass der Mund nicht das tut, was es will. Die Empfehlung der meisten Kinderärzte ist leider noch immer, am besten nicht mit dem Kind über sein Stottern zu sprechen, sondern die Sprechunflüssigkeiten dem Kind gegenüber einfach zu ignorieren. Man kann aber Stottern nicht einfach ignorieren. Es belastet die Familie und das Kind kann Phantasien entwickeln, in denen Stottern so schlimm sein muss, dass man nicht darüber sprechen kann.

Erfahrungen aus der logopädischen Praxis zeigen, dass Eltern durch eine früh stattfindende fachkundige Beratung eine enorme Entlastung erfahren. Dies wiederum wirkt sich positiv auf die gesamte Familie und das stotternde Kind aus. In der Beratung werden die Eltern ermutigt, mit ihrem Kind über das Stottern kindgerecht zu sprechen, es nicht mehr zu tabuisieren und das Kind zu trösten, wenn es wieder einmal mit den Wörtern kämpft. Sicher darf man nicht erwarten, dass das Kind ein „Gespräch" über sein Stottern beginnt. Aber es weiß nun, dass die Eltern bemerkt haben, dass ihm das Sprechen manchmal schwer fällt, und das wirkt beruhigend. Genauso, wie die Eltern ihr Kind trösten, wenn es unter Bauchschmerzen oder etwas anderem leidet. Nicht selten wirkt sich dieser offene Umgang mit dem Stottern positiv auf die Symptomatik des Kindes aus und es stottert lockerer oder sogar deutlich weniger.

„Die Schule war ein rotes Tuch für uns. Wir haben dann irgendwann die Reißleine gezogen."

Das heutige Gespräch führe ich mit Mutter und Vater. Beim vorbereitenden Telefongespräch waren auch schon beide anwesend und ich konnte sofort ihr großes Interesse und Engagement für dieses Buch spüren. Es war nicht einfach, einen gemeinsamen Termin zu finden, da beide Elternteile beruflich stark eingespannt sind. Nun ist es aber soweit und ich fahre mit dem Zug durch den Südharz. Die Sonne scheint auf felsige Abhänge und eine sanft hügelige Landschaft in Grün- und Gelbtönen. Das Ziel ist eine kleine Stadt in Thüringen.

Martin Sperling holt mich vom Zug ab. Wir fahren in die Praxis für Podologie, die Mona Sperling vor drei Monaten eröffnet hat. Es geht dort um Fußbehandlungen aller Art. An der Tür verweist die Form einer Fußsohle in Gestalt von grünen Blättern in die Praxisräume. Frau Sperling erledigt noch schnell letzte Praxistätigkeiten am Empfangstresen. Dann nehmen wir zu dritt in der kleinen Praxisküche an einem Tisch Platz. Getränke stehen bereit. Wir sind sofort mitten im Thema.

Mona Sperling erzählt, wie einige der Fragen sie im Vorfeld beschäftigt haben, die schwierig zu beantworten seien, zum Beispiel: ‚Wie hat das Stottern Ihres Kindes Ihr eigenes Leben verändert?' „Das ist nach den vielen Jahren schwer zu beantworten, weil es ja einfach dazu gehört und gar nicht mehr wegzudenken ist", sagt sie. Der 13jährige Tim stottert seit seinem dritten Lebensjahr und ist das einzige Kind der Sperlings. Seit vier Jahren geht er in eine entfernte Sprachheilschule, wo er auch in dem angegliedertem Wohnheim lebt. An den Wochenenden und in den Ferien kommt er nach Hause.

„Gestern waren wir in der Schule von Tim. Herr B., unser Logopäde hat dort den Lehrern etwas über Tim erzählt. Das war für mich auch noch mal sehr interessant, weil von ihm Blickwinkel und Aspekte kamen, die ich so noch gar nicht gesehen hatte. Sein Fokus war nun für die Lehrer, als Außenstehende, ein anderer und er hat alles etwas anders erklärt. In seiner Klasse ist Tim der einzige Stotterer. In der Schule sind insgesamt nur wenig andere Stotternde und im Wohnheim gibt es zwei weitere."

Martin Sperling holt nun weiter aus: „Wir sind mit dem Versuch in der normalen Grundschule hier am Ort kläglich gescheitert. Tim ist von den Mitschülern auf sein Stottern hin beleidigt, auf neudeutsch ‚gemobbt' worden. Mit den Lehrern konnten wir nicht auf dieses Problem eingehen. In der dritten Klasse hatte es sich so gesteigert, dass er aggressiv reagiert hat. Wir haben dann irgendwann die Reißleine gezogen."

Mona Sperling: „Im Kindergarten hatte sich die Problematik noch mit der Zeit entwickelt und manifestiert. Da lief es recht rund. Er hatte dann leider das Pech, dass seine Klassenlehrerin auf menschlicher Ebene – ich sag mal – nicht so toll war. Sie hatte Denkansätze, die wir nicht so schön fanden. Er hat gelernt, dass er mit negativem Verhalten zum Zug kommt – positives Verhalten ist nicht gefördert worden. Tim hat durch seine Sprachproblematik dieses ‚Ohnmachtsgefühl', ich nenn es mal so, entwickelt. Er konnte sich sprachlich nicht gut ausdrücken und bekam von der Schule noch zusätzlichen Druck, weil er nur die vorgegebene Zeit hatte, die er nicht überschreiten durfte. Es hat ihn frustriert, dass die Schule nicht auf ihn eingegangen ist. Je mehr Druck er bekommen hat, umso schlimmer ist es geworden. Er hat versucht, sich verbal zu äußern und ist damit nicht angekommen. Dann ist er den Mitschülern gegenüber aggressiv geworden – statt zu sagen: ‚Du blöde Kuh', hat er hingehauen. Dadurch ist er seit der ersten Klasse abgestempelt gewesen. Das hat sich wie ein roter Faden durchgezogen.
In der dritten Klasse ist der Klassenverband neu zusammengestellt worden und er war wieder mit seinen Kindergartenkindern zusammen. Damals war es ja gut gegangen – was sicherlich viel an der Erzieherin lag. Sie hatte mit einem Feingefühl auf ihn geachtet. Nun war es aber im Gegenteil so, dass es immer schlimmer wurde. Bis dahin, dass Mitschüler sagten: ‚Wir stechen dich ab', oder ‚Wir verbieten dir, mit anderen zu sprechen oder ... zu spielen'. Das war so schlimm, dass er nicht nur aggressiv nach außen gegangen ist, sondern sich total nach innen gezogen hat.
Zu Ostern war es dann so eskaliert, dass es bei uns angekommen ist. Wir hatten zwar schon etwas gemerkt, aber nicht gewusst, wie schlimm es ist. Wir sind ja gar nicht an ihn rangekommen. Wir waren dann bei einer Familientherapeutin und so ganz langsam ist bei ihm was in Gang gekommen. Vielleicht wurde auch der Druck zu groß für ihn, dass er davon erzählt hat. Es sind dann Sachen zu Tage gekommen, die uns alle sehr schockiert haben – auch die Schule. Dort hatten sie es gar nicht mitbekommen. Wir haben dann ziemlich zügig nach anderen Wegen gesucht. Seit der vierten Klasse ist er nun in der Sprachheilschule."

Ich frage, was sich dort verändert hat. Die Mutter antwortet: „Sozial und emotional ist Tim heute gefestigt. Er hat ein ganz anderes Umgehen mit anderen und mit sich selbst. Im Großen und Ganzen war es damals die beste Entscheidung, die wir treffen konnten. In der alten Schule wäre er untergegangen."
Martin Sperling fügt hinzu: „Wir sehen jetzt die Unterschiede der zwei Schulen. Heute können wir es vergleichen und wissen, es war die beste Entscheidung, diesen Weg zu gehen. Die Klassenstärken sind viel kleiner. Dort sind zehn bis zwölf Schüler in einer Klasse, während in der normalen Schule weit über 20 bis sogar 30 Schüler sind. Dadurch gibt es eine individuellere Förderung durch den Pädagogen."

Ich werfe ein, dass ja auch der Umzug aus dem Elternhaus dazu kam. Sie sagt: „Ja, das erste halbe Jahr war schon extrem. Aber es war irgendwie auch gut, dass er aus der Familie raus kam, weil dieses Thema ‚Schule' bei uns so dominant war, dass wir alle da überhaupt nicht mehr runtergekommen sind. Die Schule war für uns wie ein rotes Tuch. Wir haben versucht alles zu machen und oft steht man hilflos daneben und kann einfach nichts machen. Wie erkläre ich meinem Sohn, dass er in die Schule gehen muss, obwohl er nicht will? Das letzte halbe Jahr in der alten Schule war das härteste für die ganze Familie. Als er dann in die neue Schule kam, war das erste halbe Jahr auch schwierig, da mussten wir das ‚Abkapseln' loslassen. Er hat sich da reinfügen müssen, genauso wie wir auch.
Heute gibt es noch manchmal Momente, wo wir merken, dass er Heimweh hat, aber lange nicht mehr so wie es anfangs war. Er hat jetzt dort seine Freunde und freut sich auf sie. Unsere täglichen Telefonate sind heute manchmal sehr kurz: Hallo! Mir geht's gut! Ich muss gleich wieder los! – Das ist das beste Zeichen, dass es ihm gut geht."

Er ergänzt: „Die Kinder haben dort ihre Beschäftigungen: da wird der Rasen gemäht, sie spielen Fußball oder neulich haben sie eine Ritterburg gebaut und da ist ein kleiner Bach in der Nähe. Das ist alles optimal und er fühlt sich sichtbar wohl. Uns geht es auch gut damit, denn wir wissen, dass er in guten, professionellen Händen ist. Es gibt ihm etwas für das weitere Leben. Der Vorteil dort ist, dass jeder ein kleines Handicap hat. Das Miteinander ist anders. Die wissen genau, wie sie miteinander umgehen können. Die Frage ist natürlich, wie es ist, wenn er auf Gruppen trifft wo keiner ein Handicap hat."
Sie: „Die Schule hat sich jetzt auch geöffnet für ‚Normale'." Sie zeigt die Anführungszeichen mit den Händen an und lacht: „Ich find das immer so blöd, normal' zu sagen."

Er erklärt: „In den unteren Klassen kommen jetzt auch Schüler ohne Diagnostik dazu. Aber das wird für ihn nichts ändern." Sie spricht weiter: „Es ist jetzt keine Privatschule mehr, weil vom Land immer mehr Gelder gestrichen wurden und sie gezwungen waren, den Kreis zu öffnen. Andererseits ist das auch gut, weil es für die Kinder mit einer Problematik wichtig ist, auch mit anderen Kindern ohne Problematik zusammenzukommen. Alle können lernen miteinander umzugehen. In der normalen Schule funktioniert das nicht. Wenn die Kinder mit Handicap in der Minderheit sind, fehlt das Feingefühl dafür. Die Lehrer sind dafür nicht geschult. Ich finde es so wirklich gut und würde mich freuen wenn das viel öfter funktionieren würde. Ideal für das Miteinander wäre vielleicht das Verhältnis Hälfte / Hälfte von mit und ohne Handicap.
Herr B. hatte gestern ein schönes Beispiel: Bei einem Stotterer ist das Nachfragen viel schwieriger, wenn man ihn nicht verstanden hat, als bei jemandem, der einen Dialekt spricht. Die Hemmschwelle ist viel größer. Diese Hemmschwellen könnten abgebaut werden. Dafür müssten die Lehrer ausgebildet werden."

Ich frage, wie das Stottern bei Tim angefangen hat. Der Vater antwortet: „Es fing damals mit drei Jahren so an, dass er bestimmte Laute nicht sagen konnte. Was war das noch?“ Sie fährt fort: „D und T und Sch – deshalb sind wir zur Logopädin gegangen. Von da an hat es sich über die Jahre zu einem ausgewachsenen schweren Stottern entwickelt. Er bleibt in den Blocks hängen mit Verrenkungen, Mitbewegungen und sehr starken Anstrengungen. Wir hatten verschiedene Therapeuten – aber bis er sechs war, ist es kontinuierlich schlechter geworden. Dann sind wir zur Hälfte der ersten Klasse zu Herrn B. gekommen.“
Er führt weiter aus: „Über die Jahre sind wir tausende Kilometer, bezogen auf das Thema Stottern, gefahren. Bei Herrn B. sind wir dann endlich angekommen. Er hat ein gutes Verhältnis zu Tim gefunden. Das therapeutische Arbeiten mit einem Kind ist etwas ganz anderes. Da muss ein Draht, ein Verstehen da sein. Dort haben wir in der Therapie sehr gute Erfolge erzielen können. Das Hauptproblem ist jedoch, dies in das normale Leben zu übertragen.“

Ich frage nach, ob es eventuell an der fehlenden Notwendigkeit in dem Schonraum Sprachheilschule liegt, ob da der Druck fehlt, am Stottern zu arbeiten. Mona Sperling meint: „Den Druck hat er damals in der alten Schule gehabt. Da war es aber genauso. Interessant ist auch, dass die Kinder ihn zwar gemobbt haben, aber andererseits so akzeptiert haben wie er war. Sie haben ihm immer den Freiraum zum Ausreden gelassen. Das Mobben war, glaube ich, nie auf Grund des Stotterns, sondern eher so: ‚Ich kann mit dir nicht!'. Und es hat auch mit den Eltern zu tun gehabt. Wenn die Eltern nicht miteinander können, müssen es die Kinder öfters austragen und drunter leiden. So war es in manchen Situationen auch bei uns. Ich bin der Meinung, wenn die Mütter sich nicht leiden können, können die Kinder trotzdem miteinander spielen. Aber die anderen haben es anders gesehen. Es hat sich dann immer weiter hochgespielt. Ich glaube nicht, dass das Stottern der Auslöser war – es war ein schöner Grund, jemand zu hänseln.“

Er: „Trotzdem sind Sätze gefallen wie: ‚Du Stotterer! Du kannst nicht richtig reden!' Interessant war auch, an einem Tag waren sie die besten Freunde und am anderen Tag ging es wieder los mit den Hänseleien. Für uns Eltern war es schwer nachzuvollziehen. Man fragt sich: Ja, was ist denn jetzt? Wie kann ich da eingreifen, dass das eine positive Wendung nehmen kann?“
Sie: „Es war auch manchmal so, dass Tim, weil er sich nicht so schnell wehren konnte, schnell in etwas reingeraten ist, wo er dann plötzlich der Buhmann war. Er konnte nicht schnell sagen: ‚Halt, ich war das aber gar nicht.' Es hat Situationen gegeben, wo Lehrer im Nachhinein zugeben mussten, dass sie einen Fehler gemacht haben. Da sind viele kleine Faktoren zusammengekommen und er war dabei das schwächste Glied.“

Er überlegt: „Ich kann mir auch vorstellen, dass so etwas für einen Lehrer eine gewisse Herausforderung ist. Es kam auch die Frage: Warum soll ich Ihren Sohn anders behandeln als einen anderen?“ Sie fügt hinzu: „Es gab in dieser Grundschule nur eine Förderlehrerin. Die konnte das gar nicht alles abdecken. Tim war nie bis zu ihr vorgedrungen. Als wir dann das Theater mit dem Schulwechsel hatten, war sie plötzlich präsent und Tim sollte zu ihr kommen. Die Jahre davor hieß es von der Schule immer, es gäbe keinen Förderbedarf für ihn. Jetzt war es so, als hätte er urplötzlich angefangen zu stottern.
Das ist ein unheimlich weites Thema – nicht schön und nicht einfach. Ich denke, die Schulen haben einen sehr großen Nachholbedarf. Die Lehrer brauchen Ausbildungen für solche Fälle. Diese Kinder fallen alle hinten runter. Die Inklusion, die jetzt kommen soll, ist für diese Kinder, glaube ich, nicht gut.“
Er: „Man merkt den großen Unterschied an der Schule, wo Tim jetzt ist. Das ist deutlich spürbar. Deswegen sind wir sehr positiv gestimmt, was die Zukunft betrifft.“

Ich frage, ob es schon Berufsvorstellungen bei ihm gibt. Sie schmunzelt und antwortet prompt: „Er möchte Erzieher werden.“ Der Vater erläutert: „Tim ist kein Stotterer, der sich zurückzieht. Bei einem Theaterstück zum Beispiel möchte er vorne dran stehen oder wenn ein Vortrag zu halten ist, möchte er das machen. Es ist eigentlich ganz komisch; er kann sich nicht artikulieren, aber er möchte im Theaterstück die Hauptrolle spielen. Er hat auch überhaupt kein Problem, zum Bäcker zu gehen und für uns Brötchen zu holen. Er hat bis jetzt keine Ängste oder Scheu, sich in der Öffentlichkeit zu präsentieren.“ Sie fügt hinzu: „Er ist unheimlich kommunikativ.“ Er: „Das ist natürlich sehr, sehr gut und das soll so bleiben. Ich finde es hoch spannend, wie sich das bei ihm weiter entwickeln wird.“

Sie: „In früheren Generationen war Stottern noch ein Tabuthema, aber heute wird immer offener damit umgegangen. Ich habe selber gestottert und mein Bruder stottert immer noch ein bisschen. Ich bin noch in einem ganz anderen Umfeld groß geworden. Ich denke, es wird Zeit, dass sich für die Stotternden was verändert. Mit anderen Behinderungen weiß man viel besser umzugehen. Bei einem Stotternden wissen viele Leute gar nicht, wie sie damit umgehen sollen.
Ich war zwei Jahre im Sprachheilkindergarten. Meine Gedanken waren schon immer weiter voraus als das Sprechen, dadurch habe ich mich so verhaspelt, dass man mich nicht verstanden hat. Meine damalige Logopädin hat zu mir gesagt: ‚Komm mal zurück.‘ – Ich fand es damals im Sprachheilkindergarten toll. Heute habe ich es noch manchmal in Ausnahmesituationen, dass ich gedanklich weit vorschieße und mich mit der Sprache verzwirbele.“

Er: „Es ist ein ständiges Auf und Ab. Ein ständiges Hoffen und dann enttäuscht sein – aus unserer Elternsicht. Die Enttäuschung haben wir ihm natürlich nie gezeigt.“

Sie: „Martin geht viel lockerer mit dem Thema um als ich. Ich hänge emotional weitaus mehr drin. Durch meinen Bruder und meine eigene Erfahrung weiß ich, wie es läuft, wie Außenstehende mit einem umgehen können. Es fällt mir dann manchmal schwer so zu tun, als ob das alles nicht so schlimm ist. Tim hat ein großes Feingefühl, da kann man sich noch so verstellen, er spürt das doch. – Heute kann ich auch schon mal einen flapsigen Spruch machen, was früher gar nicht ging."

Ich spreche das Thema Scham an. Martin Sperling sagt: „Ich habe überhaupt kein Problem, mit Tim zum Bäcker zu gehen und er stottert dort. Ich habe null Emotion den anderen Zusehenden gegenüber. Für mich ist das völlig normal in unseren Alltag und Familienleben eingeschlossen. Vielleicht zum Glück – ich weiß es nicht."
Mona Sperling: „Ich habe mich nie für Tim geschämt. Es ist eher so, dass er mir leidgetan hat und dass das schwer für mich war. Am Anfang bin ich der Verkäuferin über den Mund gefahren: ‚Lassen Sie ihn bitte ausreden!' – Ich fand es unmöglich, wenn andere die Sätze vervollständigt haben.
Scham war bei uns nie ein Thema. Auch bei unseren Eltern oder im Freundeskreis nicht. Es war immer eher die Frage: ‚Was können wir machen? Wie können wir mit ihm umgehen?' Eine Freundin kam mal mit der Frage zu mir: ‚Darf ich ihn angucken?' Da hab ich sie gefragt, was sie für ein Gefühl dazu hat. Sie meinte, wie ich ihn kenne, stört es ihn nicht. ‚Ja, guck ihn an, du wirst schon merken, was richtig ist', habe ich gesagt.
Es war oft ein Nichtwissen – ein: ‚Wie gehe ich damit um?'. Manche fragen dann: ‚Soll ich langsam sprechen mit ihm?' – Die Aufklärung ist einfach nicht da. Ich sage immer, du merkst doch, ob jemand Blickkontakt halten kann oder sich zurückzieht. Tim hält eigentlich die ganze Zeit den Blickkontakt, auch wenn er stecken bleibt. In seltenen Momenten guckt er mal weg."

Wir überlegen zusammen, was sich in den letzten 30 Jahren im Umgang mit Stottern verändert hat. Mona Sperling meint mit Nachdruck: „Wir wollen etwas verändern! Früher war es schwieriger. Die waren noch nicht so weit."

Nun kommen wir zu der schwierigen Frage: Wie hat das Stottern Ihres Kindes Ihr eigenes Leben verändert? Tims Mutter antwortet: „Die Prioritäten haben sich verschoben. Wir haben unglaublich viel Zeit damit verbracht, mit Tim zum Logopäden zu fahren. Erst hier in der Nähe, dann auch weiter weg. Zum Beispiel war ich zur Vorstellung bei der ‚Del Ferro-Methode'. Ich habe mir das angeschaut, als Tim für die Methode noch zu jung war. Später haben wir gemerkt, das wäre sowieso nicht das Richtige für ihn gewesen. Es war interessant, aber heute weiß ich, das hätte einen Haufen Zeit und Geld gekostet und Tim nicht geholfen.
Wir sind dann viele Jahre jeden Monat von Donnerstag bis Sonntag nach Leipzig in die Therapie gefahren. Zu 90 Prozent waren wir zu dritt, manchmal konnte einer von

uns beiden nicht. Wir mussten unsere Termine immer so legen, dass es allen passte. Ein Teil der Zeit war Tim allein bei Herrn B. und wir kamen dann dazu.
Wir mussten auch selber stottern lernen. Das war für mich problematischer als für Martin, weil ich panische Angst davor hatte, wieder ins Stottern reinzukommen, was stellenweise auch passiert ist. Auch Martin ist es passiert, dass er ein paar Mal reingerutscht ist. Wir haben zu Hause viel zusammen gelesen und gespielt. Wir hatten dann die Aufgabe, selber mal zum Bäcker zu gehen und zu stottern, um ein Gefühl dafür zu bekommen. Mir persönlich fiel das sehr schwer.
Wir hatten die Fahrten zur Therapie und außerdem habe ich jeden Tag mit Tim gearbeitet. Manchmal hat Martin das auch gemacht. Übers Lesen haben wir weichen Einstieg und Wörter zusammenziehen geübt. Ich habe Bücher gekauft und unter die entsprechenden Buchstaben Bögen gemacht. Das war alles extrem zeitaufwändig. Es gab Momente, wo ich abends im Bett lag und dachte: Ich will nicht mehr. Aus der Schule gab es gar keine Resonanz und wir haben versucht, das zu Hause aufzufangen. Durch diese ganze Arbeit, die wir hatten, ist Tim immer der Fokus gewesen. Wir sind dann oftmals selber an unsere Grenzen gelangt. Dazu kommen Ängste: Wie geht es weiter? Wo entwickelt sich das hin? Schaffen wir das alles?
Das Positive war immer, dass unsere Beziehung so gefestigt ist, dass wir sie nie in Frage gestellt haben."

Er fügt hinzu: „Im Nachhinein finde ich interessant, dass wir uns eine eigene Meinung bilden konnten. Mittlerweile können wir abschätzen, was gut und was schlecht für ihn ist. Wir haben gleich gemerkt, dass die logopädische Behandlung an der Schule für ihn nicht gut ist. Der Therapieansatz, der an der Schule verfolgt wird, ist nicht sinnvoll für ihn. Das hat sich bestätigt und es war ein Erfolgserlebnis, dass wir mit unserer Vermutung richtig lagen. Wir sind durch Herrn B. in die ganze Thematik Stottern sehr stark involviert worden. Wir stecken voll in der Materie. Das ist ein großer Vorteil für Tim und für Argumentationen der Schule gegenüber."
Sie ergänzt: „Die ganzen Erlebnisse, die wir gemeinsam hatten, mit Tim oder auch unter uns in den ganzen Stationen, haben uns zusammengeschweißt. Tim hat eine unheimlich enge Bindung an uns. Das ist sehr schön und bleibt hoffentlich noch lange bestehen. Aber es war wirklich kein einfacher Weg. Ich habe mir damals Bücher geholt, weil ich dahinter gucken wollte. Wir haben so viel mitgemacht: Trommeln, Singsang, Zeichnen, Taktsprechen, Atmen ... Herr B. war der einzige, der anfangs eine ausführliche Anamnese gemacht und eine Diagnose erstellt hat. Er hat sich mit uns, auch mit Tim, zusammen hingesetzt und ein Video mit ihm angeschaut, wo er genau aufgezeigt hat, was Tim macht. Das hatte davor niemand so gemacht. Das war für uns ein Aha-Effekt." Martin Sperling fügt hinzu: „Wir sind Herrn B. dankbar, weil er es uns logisch erklärt hat. Wir konnten es nachvollziehen."

Mona Sperling zieht eine Mappe hervor mit bunt angemalten Kopien, Übungen aus der Anfangszeit. Während ich mich durch mit Buntstiften gezogene Schwünge, Clownsgesichter und Buchstaben blättere, erzählt sie aus den Anfangszeiten:

„Damals, als er dieses Trommeln gemacht hat, hatte ich ein negatives Bauchgefühl. Ich hatte noch nicht die Erfahrungswerte, aber es war ein Gefühl: Das kann nicht funktionieren. Ich habe das abgebrochen. Dann hatten wir das Malen und die verschiedenen Reime, die er sagen musste. Wir sind mit einem kleinen Defizit hingegangen und das Stottern hat sich extrem verschlechtert. Diese Logopädin damals hatte ein Gutachten geschrieben und gesagt, dass wir Schuld sind, wir würden sein Stottern verursachen. Da sind wir auf die Barrikaden gegangen und haben gesagt: Jetzt reichts!
Es wäre schön gewesen, gleich am Anfang eine ausführliche Anamnese und Diagnose zu bekommen und davon ausgehend sich das Passende zu suchen. Das hätte uns vieles erspart."

Ich stelle die Frage: „Was löst die Vorstellung, dass Ihr Kind ein Leben lang stottern wird in Ihnen aus?" Martin Sperling meint: „Natürlich würden wir uns wünschen, dass er sein Stottern verliert. Das ist das oberste Ziel – sonst würde man sich was vormachen. Ob das realistisch ist, das ist eine andere Sache. Aber das ist kein Grund sich einzugraben. Wenn es so ist, dann ist es so. Wahrscheinlich hätte er es ohne Stottern irgendwann leichter. – Ich freue mich, wenn ich mich damit irre ..."
Sie bestätigt: „Er wird seinen Weg gehen, mit oder ohne Stottern. Natürlich möchten wir es ihm so einfach wie möglich machen und Leid ersparen.
In der Familie ist man manchmal eingefahren und braucht einen Außenstehenden, der einen anderen Blick auf das Ganze hat und auch ein Fachwissen. Die Logopäden sind manchmal auch Psychologen, die die Familie mit führen und Ängste nehmen. Das Gesamtpaket ist wichtig. Es nützt nichts, wenn man nur das Kind therapieren will und die Eltern außen vor lässt. Herr B. hat uns gleich am Anfang die Illusion geraubt, dass er das Stottern wegmachen kann."
Tims Vater erklärt: „Ich finde es sehr wichtig, dass wir den Hauptteil der Therapien zusammen mitgemacht haben. Wenn ich mir vorstelle, dass Mona mir das alles hätte erzählen sollen. Das wäre gar nicht möglich gewesen. So waren wir immer auf demselben Informationsstand."

„Wann haben Sie Ihr Kind bewundert?", möchte ich wissen. Ein weicher Ausdruck kommt in das Gesicht der Mutter: „Ich bewundere Tim fast täglich, wenn ich ihn um mich habe. Dass er trotz seines Stotterns so kommunikativ ist und auf die Leute zugeht. Er hat einige besondere Eigenschaften, zum Beispiel eine große Phantasie. Er denkt sich manchmal Geschichten aus, da wäre ich nie drauf gekommen. Er könnte auch Schriftsteller werden. Wenn er Lego spielt, kommen manchmal Sachen raus, die ich genial finde. Seine Fingerfertigkeit und seine Kreativität – das ist stellenweise phänomenal. Und seine soziale Ader ...“

Er fügt hinzu: „Wie er diese ganze Umstellung damals mit neun Jahren bewältigt hat ... Plötzlich die ganze Zeit von zu Hause weg zu sein und neue Regeln zu lernen ... Ein gewisses Alleinsein. Ich stelle mir das für ein Kind in dem Alter nicht einfach vor. Das hat er problemlos hinbekommen. Der Sprung von der Regelschule in die Sprachheilschule hat reibungslos geklappt.“
Sie: „Er hatte dort großes Glück mit seiner Klassenlehrerin. Sie ist sehr warmherzig und einfühlsam. Er war sofort integriert, sowohl in der Klasse als auch im Wohnheim. Das war dann auch im Zeugnis zu sehen. Sein Notendurchschnitt hat sich gebessert. Er hat dort Erfolgserlebnisse und bekommt nicht, wie früher, über die negativen Erlebnisse Aufmerksamkeit.
Es ist natürlich schade, dass wir vieles in seiner Entwicklung verpassen, gerade jetzt verändert sich so viel. – Das ist der Wehmutstropfen.
Ich finde auch sehr schön, dass er an andere denkt. Schon als kleines Kind war er aufmerksam und hat mir die Wärmflasche gemacht, wenn es mir mal nicht gut ging.“

Nun kommt meine Abschlussfrage: „Was können Sie anderen Eltern mit auf den Weg geben?“ Mona Sperling blättert in ihren Notizen. „Für uns war Durchsetzungsvermögen ein wichtiger Punkt. Auch Kraft und Hartnäckigkeit.“
Er: „Dazu möchte ich noch sagen, als wir ihn damals von der öffentlichen Schule auf die Sprachheilschule gebracht haben, war das ein wahnsinniger Aufwand. Viele Telefonate, E-Mails, Argumentation, Vorsprechen bei irgendwelchen Stellen, Genehmigungen, Gutachten etc. Es war ein ganz langer Weg, bis wir letztendlich das Schreiben in der Hand hielten mit dem Okay zum Wechsel. Darauf bezieht sich das Durchsetzungsvermögen. Man muss dranbleiben und auch mal penetrant sein. Sich nicht abschrecken lassen, mal andere Wege zu gehen – das sind manchmal auch Umwege. Wir haben mit viel Aufwendung und Glück unser Ziel erreicht.“

Sie erklärt: „Unsere Schule hat es uns sehr schwer gemacht. Die wollten uns nicht weggehen lassen und haben uns einen Stein nach dem anderen in den Weg gelegt. Wir sollten zum Schulamt gehen und haben dort erfahren, dass die damit gar nichts zu tun haben – nur bei einem Wechsel zwischen öffentlichen Schulen, aber nicht zu Privat- oder Förderschulen.
Tim hat einen Behindertenausweis von 50 Prozent auf das Stottern. Das hätte es eigentlich ganz einfach gemacht, aber das wussten wir nicht. Die Dame beim Schulamt hat uns dann erzählt, dass wir diese Entscheidung selber treffen können. Wir sind aus allen Wolken gefallen. Die ganzen Schriftstücke und Gutachten wären überhaupt nicht nötig gewesen.

Ein weiterer ganz wichtiger Punkt für uns war unsere Partnerschaft. Wir konnten vieles nur durchstehen, weil wir uns hatten, weil wir miteinander den Weg gehen konnten. Man braucht den Partner an der Seite – sonst funktioniert das nicht. Wir haben unheimlich viel miteinander geredet und die verschiedenen Szenarien durchlaufen, die auf uns zukommen könnten. Wir haben auch viel mit Tim gesprochen, aber die großen Entscheidungen haben wir unter uns besprochen."

Er betont: „Sehr wichtig war auch, dass wir beide bei der Therapie dabei waren. Insbesondere am Anfang, damit man weiß, worum es geht. Bei einem guten Therapeuten, das ist die Voraussetzung."

Sie: „Ich möchte auch noch dazunehmen: Auf das Gefühl verlassen. Das Bauchgefühl ist oft ganz wichtig.
Weiterhin: sich möglichst viele Informationen beschaffen über verschiedene Therapieansätze und so weiter. Wir hatten sehr viele Gespräche mit unserer Kinderärztin über Tim. Sie war in vielem eine treibende Kraft, besonders als es um seinen Behindertenausweis und das Gesundheitsamt ging. Ich bin der Meinung, wenn man den Ausweis bekommen kann, sollte man ihn auch in Anspruch nehmen. Es war für uns die richtige Entscheidung. Auf der Förderschule ist vieles dadurch für uns leichter. Wir konnten entscheiden, dass wir die logopädische Behandlung dort an der Schule nicht für Tim nutzen wollen. Das wird akzeptiert, ohne dass wir Probleme mit der Schule haben. Wir bekommen die Möglichkeit, in bestimmte Sachen einzugreifen, ohne dass wir Angst haben müssen, dass er nicht an der Schule bleiben kann."

Er: „Es ist dann schon noch mal ein anderes Gefühl zu sagen: ‚Ich habe ein schwer behindertes Kind.' Das ist erst mal krass und da ist eine Hemmschwelle zu überwinden. Aber es hat einfach Vorteile."
Sie bedauert: „Es wird leider viel zu selten ein Behindertenausweis für Stottern beantragt. Tim wird es später auch leichter haben, einen Ausbildungsplatz zu bekommen. Außerdem muss man ihn ja nicht verlängern lassen oder wenn es nicht passt, kann man ihn einfach weglassen. Das ist zu wenig bekannt und es wird einem auch nicht gesagt."

Unsere Zeit ist schnell vergangen. Martin Sperling bringt mich wieder in die Stadt zurück.

Infotext: Wie können Sie Ihr stotterndes Kind unterstützen?

Wenn ein Kind gerade begonnen hat zu stottern, dann fragen sich viele Eltern, wie sie ihrem Kind das Sprechen erleichtern können, was sie ganz konkret tun können. Sie fühlen innere Impulse, auf bestimmte Arten und Weisen auf das Stottern zu reagieren und sind unsicher, ob sie diesen Impulsen folgen sollen, ob diese Reaktion die richtige ist. Im Folgenden finden Sie Anregungen, um die Kommunikationssituation mit Ihrem Kind zu entspannen. Sie werden feststellen, dass auch Sie sich wohler fühlen werden.

Allem voran:

1. Sprechen Sie mit Ihrem Kind über das Stottern

(s. auch S. 43 Stottern darf kein Tabu sein)

Je offener mit dem Thema umgegangen wird, desto mehr verliert das Stottern den Schrecken für alle Beteiligten. Wählen Sie dafür passende Situationen, z. B. wenn Ihr Kind gerade gestottert hat. Trösten Sie Ihr Kind, wenn es sich über das Stottern geärgert hat. Damit entlasten Sie sich und Ihr Kind.

Beispiele:

- „Da wollten die Wörter am Anfang einfach nicht rauskommen und blieben stecken. Aber danach ging es ganz glatt weiter."
- „Oh, da hast du dich ganz schön anstrengen müssen beim Erzählen. Klasse, dass Du trotzdem weiter erzählt hast!"

Wichtig: Das Kind darf Ihren Kommentar nicht als Kritik verstehen und wenden Sie sich danach wieder dem zu, was Ihr Kind Ihnen erzählen möchte!

2. Schaffen Sie Sprechsituationen ohne Druck

Es kommt hierbei nicht darauf an, **wie** Ihr Kind in der Situation spricht, sondern nur darauf, **was** es sagt. Stellen Sie eine offene Sprechsituation her, in der Ihr Kind frei entscheiden kann, ob es etwas sagen will oder nicht. Fordern Sie Ihr Kind nicht zum Sprechen auf.

- Sie können z. B. mit Playmobil spielen, gemeinsam ein Buch lesen, Quatschgeschichten erfinden ... Alles ist erlaubt, was die Kommunikation fördert und Ihnen und Ihrem Kind Spaß macht. Dazu gehört auch, dass Sie sich nicht von Ihrem Kind abwenden, wenn es stottert. Halten Sie dann den Blickkontakt. Sie signalisieren damit, dass Sie dem Kind zuhören und es auch mit seinem Stottern annehmen.

Gut gemeinte Ratschläge, wie
- Red doch mal langsamer!"
- „Atme doch mal richtig oder hol erst mal Luft!"
- „Überlege doch erst mal, bevor du sprichst!"
- „ Ich weiß, dass du das viel besser kannst!"
- „Mach den Mund auf beim Sprechen!"

etc. verunsichern ihr Kind. Auch wenn diese Ratschläge zunächst zum flüssigen Sprechen führen, können sie zur Folge haben, dass ihr Kind ein Störungsbewusstsein entwickelt bzw. dass ein bereits bestehendes Störungsbewusstsein verstärkt wird. Denn Kinder können ihr Stottern vor Therapiebeginn meist nicht willentlich beeinflussen.

3. Schenken Sie Ihrem Kind Zeit

Im Alltag kommt es häufig zu Stress-Situationen. Auch wenn es nur 5 Minuten am Tag sind, schenken Sie Ihrem Kind bei einer gemeinsamen Tätigkeit Ihre volle Aufmerksamkeit. Sie sollten dafür sorgen, dass Sie während dieser 5 Minuten nicht gestört werden.

4. Vermeiden Sie Zeitdruck

Dies ist leichter gesagt als getan. Hat man es selbst sehr eilig, kann es schnell passieren, dass man den Satz des Kindes beendet oder ihm das Wort aus dem Mund nimmt. Ihr Kind weiß, was es sagen möchte, es braucht und nimmt sich nur etwas mehr Zeit, wenn es spürt, dass ein Wort nicht rauskommen will. Versuchen Sie Ihrem Kind Zeit für seine eigenen Äußerungen einzuräumen. Wenn die ganze Familie beim Essen zusammen kommt und es hoch hergeht, sollten nicht alle durcheinander reden. Jeder sollte Zeit bekommen zu erzählen, wie sein Tag war, ohne unterbrochen zu werden. Einer nach dem anderen! Dies könnte zur „Familienregel" werden. Denn auch Ihr stotterndes Kind muss lernen, dass es nicht die gesamte Redezeit der Familie in Anspruch nehmen darf. Sollten Sie doch einmal unter starkem Zeitdruck stehen und sollte Ihr Kind stotternd vor Ihnen stehen, ist es ehrlicher, dem Kind zu sagen, dass Sie jetzt keine Zeit haben, ihm in Ruhe zuzuhören. Versichern Sie Ihrem Kind, dies später nachzuholen, wenn Sie tatsächlich Ruhe und Zeit haben.

5. Reduzieren Sie kommunikative Stressoren

Versuchen Sie, das Kind nicht zu unterbrechen, geben Sie ihm Zeit zu sprechen bzw. zu antworten und, wenn es vertretbar ist, die Wahl zu sprechen. Zum Beispiel „Oma ist am Telefon. Willst du mit ihr sprechen?" statt „Oma ist am Telefon. Komm, sprich mit ihr."

6. Weihen Sie Verwandte, Erzieher und Freunde ein

Informieren Sie besonders diesen Personenkreis über das Stottern und welche Verhaltensweisen Ihrem Kind helfen. Sie selbst kennen Ihr Kind am besten und können beurteilen, was Ihrem Kind das Sprechen erleichtert.

„Nein, hier stottert er nicht", sagten die Lehrer.

Eine junge Frau mit langen schwarzen Haaren empfängt mich an der Haustür. Das kleine Häuschen liegt am Rande einer Kleinstadt im Kölner Raum. Hinter dem Garten geht es gleich aufs Feld – optimal für Kinder und Hund. Drinnen am Tisch sitzt ein Mann vor einer Tasse Kaffee. Frank gehört als Schwippschwager zur Familie. Er fährt das Motorrad vor der Haustür, das mir gleich auffiel. „Er hat mehr Bezug zur Familie als manch anderer. Unsere beiden Ex-Partner waren Geschwister und Tobias spielt bei ihm Fußball", erklärt Sophia Marten-Gründorf. Ich setze mich dazu und bekomme eine Tasse Kräutertee. Auf der Terrasse bellt ein riesiger Hund. Der Schweizer Sennenhund heißt Amadeus, erfahre ich. Er darf herein kommen, als ich es wünsche und begrüßt mich freudig.

Wir steigen in unser Thema ein und Frau Marten-Gründorf beginnt zu erzählen: „Ich habe insgesamt drei Jungs. Tobias, der Große wird jetzt elf im September und stottert. Der ganz Kleine wird in ein paar Wochen vier, bei ihm fängt es seit einem knappen Jahr auch an. Der Mittlere stottert nicht. – Die beiden Kleinen sind von einem anderen Vater."
Es liegt nahe, dass das Stottern eventuell in der Familie der Mutter bereits vorgekommen ist, stelle ich fest.

Sie sagt: „Mein Vater hat nicht gestottert und wusste auch nicht, dass jemand in seiner Verwandtschaft gestottert hatte. Eine Tante von ihm wusste jedoch, dass der Vater meines Vaters gestottert hat und auch ein Onkel. Es hatte zwei Generationen übersprungen. Der Vater meines Vaters war bereits früh verstorben, als er vierzehn war, deshalb konnte er sich nicht daran erinnern – dies herauszufinden war ein langer Weg.
Man überlegt ja zuerst mal bei sich selbst. Am Anfang war ich mit Tobias ein halbes Jahr alleine. Ich hatte mich vom Vater schon während der Schwangerschaft getrennt. Dann kam mein Mann. Für Tobi ist er der Papa. Die beiden haben zwar nicht die gleiche Wellenlänge, aber sie kommen miteinander klar. Tobias hat immer mehr Bezug zu mir gehabt. Ich habe dann schon überlegt: Was tue ich dem Kind an?"

Ich frage, in welchem Alter Tobias angefangen hat zu stottern. Sie sagt: „Gleich mit den ersten Sätzen. Die ersten Worte, wie Mama, die kamen noch so. Aber dann mit den ersten Sätzen hüpften gleich die Wörter durch die Gegend. Im Kindergarten sagten sie: ‚Machen Sie gar nichts!' – Er wäre noch zu klein für eine Sprachtherapie. Der Kinderarzt konnte auch nicht weiter helfen. Dann waren wir bei einer normalen Sprachtherapeutin. Die hat ihr Programm durchgezogen, konnte aber weder Tobias noch mir wirklich helfen.

Über das Internet bin ich damals zur Stotterer-Selbsthilfe gekommen und habe ein Familien-Seminar in Heidelberg besucht. Da war Tobias fünf Jahre alt. Es war für ihn und für mich eine ganz tolle Erfahrung, weil er zum ersten Mal andere stotternde Kinder und auch Erwachsene kennengelernt hat. Eine stotternde Frau hat die Kinderbetreuung gemacht. Dort haben wir unsere Logopädin Frau A. kennengelernt. Sie wohnt zufällig hier in der Nähe und hat dann lange, mit einigen Unterbrechungen, mit Tobias gearbeitet. Im Moment machen wir eine Pause und haben die Option, jederzeit wieder zu starten.
Sein Stottern hat sich in der Zeit nicht sehr verändert – aber der Umgang damit, die Einstellung dazu und sein Selbstbewusstsein. Er spricht manche Sätze ohne Stottern und bleibt dann plötzlich ab und zu hängen. Mit acht Jahren hat er bei Frau A. diese ‚Zaubersprache' gelernt, mit weichem Stimmeinsatz, Pull-Outs und so weiter. Er stellt sich dann ein Gummiband vor. Es fällt mir heute noch manchmal auf, dass er zur Unterstützung beim Sprechen die Hände langsam auseinanderzieht, um das Wort zu dehnen.
In der Schule wendet er diese Methode manchmal an, zuhause oder beim Fußball nicht. Oder?" Fragend blickt sie zu Frank rüber. – „Beim Fußballspielen stottert er meist gar nicht. Hier zuhause kommt es öfter vor", überlegt er. „Beim Fußball erzählt er ja auch nicht. Hier erzählt er längere Geschichten", wirft sie ein.

„Obwohl wir im Moment eine Phase haben, in der er wieder stärker stottert, läuft es ganz gut. Es kommt und geht – wir bleiben dabei entspannt. Seit acht Jahren leben wir nun damit. Am Anfang war ich sehr nervös und habe überlegt, was ich verkehrt gemacht habe. – Man überlegt die dollsten Sachen.
Jetzt, als der Daniel anfing zu stottern, wollte mir der Kinderarzt gleich ein Logopädierezept ausstellen. Ich möchte das jetzt noch nicht. Er ist sich doch noch gar nicht bewusst darüber."

Sie erinnert sich an die Anfangszeit bei Tobias: „Damals war die Therapie erstmal für mich gut. Ich hatte viele Fragen: Wie gehst du mit dem Kind um? Und mit den anderen? Ich fand es problematisch, mit Omas umzugehen, die mit guten Ratschlägen kamen und sagten: ‚Atme erst mal tief durch'. Ich sagte dann, dass tief Durchatmen dabei nicht hilft. Tobi ist zwar immer gerne zur Therapie gegangen – gebraucht hat er es am Anfang aber nicht. Für ihn war es erstmal ganz normal.
Später wurde es dann schlimm. Er lag im Bett und hat geweint. Er hat gesagt: ‚Ich bin dumm' und hatte totale Selbstzweifel! Er hat sehr darunter gelitten, dass er in der Schule nicht zeigen konnte, was er wusste, und dass die anderen denken, er wüsste es nicht. Dabei hat er sich nicht getraut es zu sagen. Auch im Spiel mit anderen Kindern war es oft nicht einfach, weil diese oft schneller waren als er und seine Sätze fertig gesprochen haben. Da war er etwa sechs, sieben Jahre alt. – Das haben wir auch überwunden."

Frank sitzt daneben, hört interessiert zu und trinkt seinen Kaffee. Ich frage die Mutter: „Wurden Sie in seine logopädische Behandlung miteinbezogen?“ Sie erinnert sich: „Ja, wir waren zusammen in der Eisdiele. Ich musste dort stotternd Eis bestellen oder auch am Telefon stottern. Der Tobi findet das total lustig und lacht sich tot. Das ist immer eine große Überwindung für mich und ich denke: Er hat das jeden Tag.

Hier im Alltag ist es manchmal etwas stressig mit drei Jungs. Wenn wir uns morgens alle fertig machen und dann kommt Tobias und möchte mir erzählen, worum es heute in der ersten Stunde geht. Ich werde dann total ungeduldig. Hinterher tut es mir leid.
Letzte Woche hatte ich einen schlechten Tag und ich habe mich später mit ihm zusammen hingesetzt und mich entschuldigt: ‚Ich habe dir eben gar nicht richtig zugehört.‘ – ‚Das habe ich gemerkt‘, hat er gesagt. – Es ist nicht leicht für ihn zu erfahren, dass es für andere schwierig ist ihm zuzuhören. Wenn Bastian mir was erzählt, das geht so nebenbei. Der läuft neben mir her und erzählt etwas. Das ist viel einfacher für mich. Bei Tobias brauche ich meine ganze Konzentration. Ich muss innehalten und zuhören. – Wir hatten auch schon Zeiten, wo es fast weg war. Es kommt und geht.“

Wir sprechen nun auf die Erfahrungen in der Schule an. „Ich hatte mit den Lehrern Schwierigkeiten. Ich habe immer versucht, auf die Problematik Stottern aufmerksam zu machen und zu erklären, dass, wenn er nicht aufzeigt, es nicht heißt, dass er es nicht weiß. Eine mündliche Leistung war praktisch gar nicht vorhanden. Ich hatte den Lehrern gesagt, dass Tobias stottert, und die sagten: ‚Nein, hier stottert er nicht.‘ Sie haben es nicht wahrgenommen, selbst wenn sie daneben standen und er gestottert hat.
Von anderen Kindern ist er nie gehänselt worden. Im Gegenteil, die fingen manchmal selber an zu stottern. Ein Freund von ihm hat eine Zeit lang mal mitgestottert, da fühlte Tobias sich veräppelt. Ich habe mit dem Kind gesprochen und gesagt: ‚Dylan, du musst das nicht machen.‘
Mit dem Lehrerwechsel hatten wir dann großes Glück. Die neue Lehrerin hat sich sehr mit der Thematik Stottern auseinandergesetzt. Sie hat sich Bücher besorgt und mit unserer Logopädin gesprochen.
Tobi ist insgesamt eher introvertiert, auch ohne Stottern würde er wahrscheinlich nicht so viel sprechen. Wenn er in der Schule aufzeigt und spricht, strengt ihn das sehr an. Er muss sich sehr konzentrieren, um nicht zu stottern. Bei seinen engen Freunden stottert er einfach drauf los. Das ist vertrautes Terrain und es macht ihm nichts aus.“ Fast die ganze Zeit umspielt ein feines Lächeln ihren Mund.

Sie nimmt einen Schluck Kaffee aus der Tasse und fährt fort zu erzählen: „Jetzt hat er sich bei einer Musical AG beworben und hat bald seinen Auftritt. Er sagt: ‚Ich möchte auf der Bühne nicht stottern!‘ Er hat sich direkt auf eine Sprechrolle beworben und übt jetzt den Text. Das hat er sich vorgenommen – und ich glaube, das wird auch klappen. Natürlich hat er mehr Arbeit als die anderen – aber er wollte das so. Wenn er es möchte, hat er heute die Möglichkeit, relativ stotterfrei zu sprechen.

In der Schule hat er nur eine Zwei und sonst alles Einsen. Jetzt im Sommer wechselt er auf das Gymnasium. Ich überlege schon wieder, wie ich damit umgehen soll: Lasse ich ihn einfach machen oder spreche ich vorher mit den Lehrern? Er möchte es allein durchziehen, ich soll nicht mit den Lehrern sprechen. Tobias ist insgesamt sehr eigenständig. Ein befreundeter Lehrer sagte jedoch neulich zu mir, dass er es lieber vorher wüsste, wenn ein stotterndes Kind in der Klasse wäre. Anfang Juli ist ein Kennenlerntag in der neuen Schule. Dann fängt ein neuer Abschnitt an – ich bin mal gespannt.
Seine Grundschule war so, als ob der Kindergarten fortgesetzt wurde. Es gab nur Lehrerinnen. Ein Nachteilsausgleich war bis jetzt nicht notwendig. Es kommt dabei auch sehr darauf an, wie die Lehrer das umsetzen.
Die Kinder sollten vor einigen Jahren Gedichte vortragen. Tobi wollte das nicht. Die damalige Lehrerin hat darauf bestanden, dass er wie alle anderen vortragen sollte. Ich habe zu Tobi gesagt: ‚Du musst das nicht machen, wenn du nicht willst', und ich habe mit der Lehrerin gesprochen. Sie hat ihn davon befreit und er hat an dem Tag geschwiegen. Meinen Vorschlag, er könne ja nach der Stunde ihr allein das Gedicht vortragen, hat sie abgelehnt. Sie sah das Problem nicht ein. Sie wollte nicht wahrhaben, dass er stottert. Ich hatte von Anfang an Probleme mit dieser Lehrerin und bin mit ihr nicht warm geworden. Es kann sein, dass Tobi das von mir übernommen hat. Das lässt sich manchmal schlecht trennen."

Mein Blick fällt auf das lebendige Durcheinander im Wohnzimmer. Ich kann mir gut vorstellen, wie die drei Jungs auf der bequemen schwarzen Ledercouchgarnitur herumtoben. Hund ‚Amadeus' hat sich im Nebenraum niedergelassen und schnauft geräuschvoll vor sich hin. Die Mutter fährt fort zu erzählen:

„Bei dem Zweiten, der mit dem Stottern anfängt, bin ich viel entspannter. Ich sehe bei Tobias, dass es gehen kann. Vieles habe ich jetzt einfach schon mal durchgemacht. Bei Tobias hatte ich mir noch viel mehr Sorgen gemacht, wie das alles werden soll im Kindergarten und in der Schule." Sie erklärt: „Da hast du so einen kleinen Wicht vor dir sitzen und machst dir Gedanken darüber: Was wird aus dem werden? Wird der jemals den Beruf ausüben können, den er wirklich möchte – oder wird er ausweichen müssen? Ich hatte totale Zukunftsängste. Bei Bastian, dem Mittleren, läuft alles von ganz alleine. Der ist vom Typ her ganz anders als Tobias. Beim ersten Kind ist sowieso alles neu und wenn es dann nicht so läuft, wie man es gerne hätte ..." Vielsagend schaut sie mich aus ihren grün-braunen Augen an.

„Im Kindergarten hieß es erst, er hätte ADHS oder er wäre aggressiv. Wenn er in einer Streitsituation ist und emotional total aufgewühlt, gibt es zwei Möglichkeiten für ihn: Entweder zieht er sich komplett zurück oder, wenn es ganz schlimm ist, dann teilt er aus. Es ist heute noch manchmal einfacher für ihn, sich körperlich auseinanderzusetzen als verbal. – Damit eckt er natürlich an. Im Kindergarten war er eine Zeit lang sehr aggressiv. Wir mussten wechseln. Im neuen Kindergarten ging es besser."

Ich frage: „Was für Erfahrungen haben Sie in Ihrer familiären Umgebung gemacht?"
Sie sagt: „Mein Vater war für Tobi immer eine wichtige Bezugsperson. Vor drei Jahren ist er verstorben. Er hat ihn immer so genommen, wie er war. Seine Omas haben sich mehr Sorgen gemacht. – Vielleicht ist das bei Frauen so.
Meiner Mutter sieht man heute noch an, wie schwer es ihr fällt, ihm zuzuhören, wenn er stark blockiert. Sie findet es schlimm für ihn und denkt: ‚Du armes Kind.' Bei meinen Schwiegereltern redet er nicht viel. Da ist er auch selten. Mit seinen Tanten ist es sehr entspannt. Meine Schwester hat immer alles mitbekommen, was in der Schule und in der Therapie gelaufen ist. Mit ihr kann ich auch mal darüber reden."

Aus dem großen Fenster im Wohnzimmer geht mein Blick über eine Terrasse in den Garten. Dort sind Sandkasten, Trampolin, Fußballtor und Holzhäuschen für die Kinder aufgebaut. – „Es kommen auch schon mal Kinder, die fragen: ‚Warum sprichst du so komisch?' Dann reagiert er manchmal schüchtern und guckt nach unten oder er sagt: ‚Das ist halt so.' – Sein Ausdruck für das Stottern ist: Die Wörter hüpfen."

Wir kommen auf seine besonderen Fähigkeiten zu sprechen und ich frage, ob er schon berufliche Vorstellungen hat. „Nein, so weit denkt er noch gar nicht." Sie überlegt: „Er ist ein Zahlenmensch. Alles was mit Zahlen zu tun hat, interessiert ihn. Zum Beispiel Statistiken. Beim Fußball weiß er ganz genau die Punktzahlen, die Anzahl der Siege und so weiter. Wenn er eine Note für etwas bekommt, kann er seine Leistung besser einschätzen und weiß genau, er muss sich noch anstrengen oder auch nicht."

Ihr fällt noch ein: „Er konnte ganz früh schreiben. Mit Fünf hat er die ersten Worte geschrieben. Er hat dann zum Teil Worte geschrieben, die er schlecht sagen konnte. – Damals hat es mir Angst gemacht. Ich hatte das schon fast vergessen. – Ich bekam Briefchen von ihm. Als er mit Sechs in die Schule kam, konnte er schon ganz normal schreiben. Ich hatte das nicht unterstützt, wir hatten keine Übungshefte oder so etwas im Haus. Er fragte mich nach Buchstaben und hat sich alles selbst beigebracht. In der Schule hat er sich dann anfangs manchmal gelangweilt und Blödsinn gemacht. In dieser Zeit hat er kleine Zettel für mich geschrieben, wenn es Probleme gab mit dem kleinen Bruder oder mit mir.

Heute noch schreibt er mir manches auf. Wir haben ein Briefbuch. Ich habe ein schönes Buch gekauft, in dem wir uns Briefe hin und her schreiben. Es sind auch Dinge, die ihm peinlich sind zu erzählen, zum Beispiel über seine erste Freundin. Ich bekomme das dann über das Briefbuch erzählt. Ansonsten beantwortet er meine Fragen oft nur sehr kurz. Er ist verschlossen. Ich weiß nicht, ob es ihm unangenehm ist, darüber zu sprechen, oder ob es am Stottern liegt. Früher die kleinen Zettelchen waren ganz klar wegen des Stotterns. Heute sind es eher Dinge, die ihm unangenehm sind. Es kam auch schon mal eine Entschuldigung an mich über das Buch. So haben wir eine Ebene gefunden, wo ich was von dem Kind mitbekomme. Ich bin gespannt, wie es in der Pubertät weitergeht.
Und Sport – Sport ist sein Ding! Fußball – aber auch sonst alles mit dem Ball. Er wollte auch Tennis oder Handball spielen. Aber das wird zuviel."

„Was hat sich durch sein Stottern bei Ihnen selbst verändert?" Sie überlegt einen Moment und sagt:

„Ich musste mich damit arrangieren, was ich nicht beeinflussen konnte. Ich war achtzehn, als ich Tobias bekommen habe. Das war eh schwierig damals. Ich hatte ja noch gar nicht meinen Standpunkt in der Welt und zum Leben überhaupt gefunden. Als er Drei war, war ich Zweiundzwanzig und bin ganz schön ins Schwimmen gekommen. Ich war überfordert – aber man wächst daran. Ich habe gelernt, dass es immer irgendwie weitergeht, auch wenn es nicht so gut klappt. Das war schon manchmal schwer. Ich kann es ja nicht beeinflussen, auch bei dem Kleinen jetzt nicht. Das muss man so hinnehmen und gucken, wie man für alle den besten Weg findet, damit umzugehen. Manchmal muss man sich Wege frei kämpfen, manchmal sind sie schon frei und man sieht sie nur nicht.
Die Schule war für mich sehr anstrengend. Ich habe dafür gesorgt, dass ihm die Rücksichtnahme zuteil wird, die ihm zusteht – von den Lehren, nicht von den Kindern!" betont sie. „Wenn er nicht redet, dann hört man das Stottern nicht. Wenn einer im Rollstuhl sitzt, dann können die Leute das sehen und Rücksicht nehmen. Er war der, der in der Ecke steht und nichts sagt. Die ersten beiden Jahre waren schwer. Ich habe oft hier gesessen und geweint.
Wir haben damals überlegt: GU-Status (gemeinsamer Unterricht mit Behinderungen verschiedener Art) – ja oder nein, Nachteilsausgleich – ja oder nein. Ein GU-Status hätte die Dinge amtlich geklärt und manches einfacher gemacht. Wir haben uns dagegen entschieden. Mit der neuen Lehrerin hat es dann zum Glück gut geklappt. Ich bin ihr sehr dankbar. Sie hat ihm wirklich viel geholfen und ihn aus seinem Eckchen rausgeholt. Sie hat sehr oft mit Frau A. telefoniert und ihr Fragen gestellt. Sie war noch sehr jung. Es war ihre erste Klasse und sie war sehr engagiert."

„Wie wirkt sich das Stottern auf das Verhältnis zwischen den Geschwistern aus?" – „Zwischen den beiden Großen war es nie ein Thema. Bastian kennt Tobi ja auch nur so und er hat es anfangs gar nicht so wahrgenommen. Er lässt ihn immer ausreden und hört geduldig zu. Es gab nie eine Situation, in der es als Instrument gegeneinander verwandt wurde.
Tobias ist momentan sehr interessiert an Daniels Sprechentwicklung. Er beobachtet das genau und kam neulich auf mich zu und meinte: ‚Das ist ja ganz locker bei Daniel.' Ich sagte: ‚Ja, ich glaube, er merkt noch gar nicht, dass seine Worte hüpfen. Wir lassen ihn erstmal in Ruhe.'
Daniel hat viel später angefangen zu sprechen als die beiden Großen. Aber dann ging alles ganz schnell, wie im Zeitraffer. Es war gleich von Anfang an das Stottern mit drin, wie bei Tobias. Nicht immer gleich stark – ich habe inzwischen ein Ohr dafür entwickelt. Bei Tobias höre ich sofort, wenn er seine Technik anwendet, den weichen Stimmeinsatz und so. Weil ich das ja auch mit ihm geübt habe. Andere nehmen das gar nicht wahr."

„Wie haben Sie den Alltag mit Fremden erlebt?" – „Tobias hat eine ganze Zeit lang viele Situationen vermieden. Mittlerweile ist es besser geworden. Wenn er wirklich etwas will, geht er auch in den Laden und erkundigt sich dort. Er hat noch nie ein böses Erlebnis damit gehabt. Ein Mal hat ihn jemand nachgemacht. Da kommt bei ihm keine spontane Reaktion. Es kann eine Woche dauern, bis er was dazu sagt."

Nach einer kurzen Pause kommt die Mutter wieder auf ihren jüngsten Sohn zu sprechen. „Frau A. ist jetzt auch bei Daniel unsere Ansprechpartnerin. Sie meinte, ich soll aus dem Bauch heraus entscheiden, wann eine Therapie sinnvoll wird. So lange er noch kein Störungsbewusstsein hat, möchte ich kein Problem daraus machen. Ich habe ein Auge darauf. Das Umfeld weiß Bescheid und geht angemessen damit um. Im Kindergarten habe ich mit den Erzieherinnen gesprochen. Die sehen es als entwicklungsbedingtes Stottern. Anderen Kindern ist es noch gar nicht aufgefallen. Es sind jetzt andere Erzieherinnen als damals bei Tobias, deshalb habe ich im Kindergarten Informationsmaterial zum Stottern aus dem Elternseminar abgegeben und den Kontakt zu Frau A. angegeben. Sie steht jederzeit für Fragen zur Verfügung und engagiert sich wirklich an allen Ecken und Enden. Meine Eltern waren auch schon mit zu einer Therapiestunde, als Tobias mal eine Woche bei ihnen war. Mein Vater hat mit ihm geübt. Ich fand das total schön und habe die Tonaufnahmen zur Erinnerung noch aufgehoben. Alle waren integriert. Die beste Freundin von Tobi war auch mehrmals mit in der Sprachtherapie. Sie fand das total interessant."

„Wovor haben Sie noch Angst?" – „Ich gehe davon aus, dass er seinen Weg macht und ich habe keine Angst mehr. Für mich war es besonders schön, dass er sich jetzt für dieses Musical angemeldet hat. Er macht damit etwas, das ihm schwerer als den anderen fällt. Schlimm wäre es für mich zu sehen, dass er etwas machen möchte und sich nicht traut. Er hat sich das vorgenommen und beisst sich durch. Ich denke, das wird klappen. Die Lehrer sind auch begeistert."

„Was bewundern Sie an Ihrem Sohn?" – „In Bezug auf das Stottern bewundere ich an ihm, dass er jeden Tag damit zu tun hat und es so gut hinbekommt. Für ihn ist es immer präsent – für die anderen nicht. Ich merke manchmal, dass ich wochenlang gar nicht darüber nachgedacht habe, dass ich zwei stotternde Kinder habe. Er kann mittlerweile in jeder Lebenssituation damit umgehen: Schule, Hobby und Familie. Er geht auch ans Telefon und spricht sogar mittlerweile auf den Anrufbeantworter."

„Wie geht Ihr Mann, der Vater der beiden Kleinen, mit dem Stottern um?" – „Mehr oder weniger gar nicht. Der hörte mir zwar zu, wenn ich über die Neuigkeiten in der Therapie erzählte, aber er hielt sich außen vor. Er ist jetzt im Februar ausgezogen. Ich bin im Moment allein mit drei Kindern. Er macht sich einfach wenig Sorgen und denkt: ‚Die werden schon irgendwie groß.' Er war nie dagegen, wenn ich etwas getan habe, aber er hatte immer die Ruhe und Gewissheit: Das wird schon werden! Das ist seine Grundeinstellung.
Er war auch ein paar Mal mit in der Therapie, weil ich ihn darum gebeten hatte. Ich glaube, er hat noch keinen Gedanken daran verschwendet, was wir jetzt mit Daniel machen. Ich weiß nicht, ob ich das schlimm finden soll – so ist er halt." Nachdenklich fügt sie hinzu: „Man könnte sich schon einen Partner wünschen, der mehr an der eigenen Sorge teilnimmt."

„Wenn du ihn drauf ansprichst, wird er auch was dazu sagen", wirft Frank ein. „Ja, das was ich vorher gesagt hatte", erwidert sie und fährt fort: „Der echte Vater ist eher wie ein Kumpel für Tobias – ohne feste Besuchszeiten oder so etwas. Ich hatte mich schon in der Schwangerschaft von ihm getrennt und war die letzten zehn Jahre mit meinem Mann zusammen. Für Tobi ist mein Mann der Papa, seitdem er ein halbes Jahr alt war. Er hat sich jetzt hier im Ort eine Wohnung gesucht und kümmert sich auch weiterhin um die Kinder.
Tobi weiß natürlich, wer sein echter Vater ist. Der fährt mit ihm mal ins Phantasialand oder spielt mit ihm auf dem iPod Fußball. Er hat ihn erst mit sieben Jahren kennengelernt. Ich hatte damals wieder Kontakt zum Vater aufgenommen, weil ich wissen wollte, ob in seiner Familie Stottern vorgekommen ist. – Es gab in seiner Familie keine Stotternden. Er war dann jedoch interessierter an der Thematik als mein Mann."

„Was oder wer hat Sie in Ihrem persönlichen Umfeld unterstützt?" – „Im Freundeskreis hatte ich damals Leute, die selber noch keine Kinder hatten. Sie konnten in diesem Alter noch kein Verständnis für meine Probleme aufbringen.

Mein Vater war mein Rückhalt in der schwierigen Zeit. Ich wusste, dass er für mich da ist. Von Anfang an hat er alles mitbekommen und ich musste gar nicht viel reden. Zum Beispiel als es das Problem mit dem Kindergartenwechsel gab, war er immer für mich da.
Das Elternseminar war damals sehr wichtig für uns. Da waren ältere Kinder mit ihren Eltern und es war interessant für mich zu sehen, wo die gerade stehen. Mit einer Mutter habe ich über die ganzen Jahre einen sporadischen E-Mail-Kontakt gehalten. Diese Eltern hatten schon damals viel Ruhe im Umgang mit dem Stottern. Ihr Sohn ist jetzt Fünfzehn. Wir ziehen immer hinter ihnen her.
Hier im Ort gibt es noch ein stotterndes Kind in Tobias' Alter. Die Eltern wollen das aber nicht wahr haben – es ist ganz merkwürdig. Ich habe die Mutter darauf angesprochen, die sagte: ‚Nein, mein Kind stottert nicht. Das ist nur, wenn er so nervös ist.' – Wir haben jetzt keinen Kontakt mehr. Die Kinder passen als Spielpartner nicht zusammen. Das hat mit dem Stottern nichts zu tun."

Der Hund schleckt sich lautstark im Nebenraum die Pfoten. Ich bekomme noch ein Glas Wasser serviert. In der Ecke sehe einen Kratzbaum für eine Katze. „Hund und Katze verstehen sich gut. Der Hund ist wie ein Schaf", sagt sie. „Die Katze ist eine übrig Gebliebene aus einem Wurf, die keiner mehr haben wollte. Ich kann da nicht Nein sagen", seufzt sie und lächelt.

Auf meine Frage, ob sie im Rückblick etwas anders machen würde, bekomme ich die Antwort: „Ich weiß, dass ich es nicht anders machen würde, wenn ich noch mal in der gleichen Situation wäre. Das ist eine Typsache. Ich brauche die Ratgeberbücher, die ich alle gelesen habe, und ich brauche das Gespräch mit ganz vielen. Ich würde es wieder so machen auf meine Art und Weise."

Jetzt bekommt ihr Gesicht einen entschiedenen Ausdruck. Sie sagt sehr bestimmt: „Von anderen würde ich mir etwas anderes wünschen! Die erste Anlaufstelle sind meistens die Kinderärzte und die wissen einfach zu wenig. Die müssten auf die Stotterer-Selbsthilfe aufmerksam machen und wissen, dass es spezielle Stotter-Therapeuten gibt. Wir hatten über die Jahre mehrere Kinderärzte und die wussten das alle nicht. Die stellen zwar problemlos ein Rezept aus, aber können nicht wirklich weiterhelfen. Ich wusste einfach nicht, wo ich hingehen kann.
Aus den Einrichtungen Kindergarten und Schule müsste mehr Unterstützung kommen. Wenn die Eltern sich nicht von sich aus kümmern, dann kann das Kind vor die Hunde gehen. Ich habe mich am Anfang sehr allein gelassen gefühlt. Bis ich aus eigener Initiative im Internet die Stotterer-Selbsthilfe gefunden hatte."

„Was geben Sie anderen Eltern mit auf den Weg?" – „Sie dürfen sich nicht einschüchtern lassen. Man wird so oft von außen beeinflusst und sollte immer auf sein Bauchgefühl vertrauen. Egal aus welcher Richtung, von den Lehrern oder von Oma und Opa. Die Eltern kennen das Kind am besten und müssen den Weg für das Kind suchen und machen. Dabei gibt es kleinere und größere Widerstände. Bei mir ist es so, dass mein Gefühl immer in die richtige Richtung zeigt."

„Hatte Tobias einen starken Leidensdruck? Wodurch hat er sich verändert?" – „Einmal dadurch, dass ich entspannter geworden bin. Meine Anspannung hatte sich, glaube ich, auf ihn übertragen. Die Sorge überträgt sich, selbst wenn man das nicht möchte.
Als zweites kommt dazu: Sein Bewusstsein, wenn ich stotterfrei sprechen möchte, dann kann ich das. Es gibt Situationen, da kann ich frei von der Leber weg stottern, da ist es egal – aber wenn ich es möchte, dann kann ich es ohne. Er nutzt es zwar selten, aber ich glaube, er hat das Gefühl, dass er es in der Hand hat. Er hat selber mal gesagt: Ich bin der Chef, ich kann entscheiden, ob ich stottere oder nicht."

Plötzlich fällt ihr ein: „Neulich haben wir im Fernsehen einen Werbebeitrag über eine Therapie gesehen. Dort wurde gesagt, dass das Stottern in ein paar Wochen geheilt werden könne. Da war Tobias neugierig und wollte wissen, was das ist. Ich habe gesagt: ‚Im Fernsehen sagen sie auch, dass mit diesem Waschpulver alle Flecken rausgehen. Das ist aber nicht so.' Ich möchte ihn nicht mit solchen Therapien konfrontieren oder auch längere Zeit von zuhause weg irgendwo unterbringen. Vielleicht ist das in ein paar Jahren anders. – Und für Daniel ist es sowieso alles noch zu früh."

Frank und sie gehen zum Rauchen auf die Terrasse. Ich folge ihnen. Sie verabreden eine gemeinsame Abendgestaltung. Es gibt ein neues mexikanisches Restaurant in der Stadt, das sie ausprobieren wollen. Sophia Marten-Gründorf erzählt, dass sie zwei Häuser weiter von hier aufgewachsen ist. Aus der Ferne hören wir das Brummen der Autobahn. „Es kommt immer drauf an, wie der Wind steht", sagt sie.

Infotext: Stottern und Schule

Was können Sie tun, um Lehrer über Stottern zu informieren?

Die Situation in der Schule kann sich sehr unterschiedlich darstellen. Es gibt stotternde Kinder, die mit ihrem Stottern so selbstbewusst umgehen, dass sie in der Schule wegen des Stotterns keine Probleme haben. Nicht selten sind stotternde Schüler Klassen- oder sogar Schulsprecher.

Sollten Sie jedoch merken, dass Ihr Kind wegen des Stotterns in der Schule leidet, sei es dass es gehänselt wird oder sich nicht traut, sich mündlich am Unterricht zu beteiligen, suchen Sie das persönliche Gespräch, am besten mit dem Klassenlehrer. Viele Lehrer wissen nicht, dass sie ein stotterndes Kind in der Klasse haben. Sie tun dieses Kind als schweigsamen Schüler ab, der sich nicht am Unterricht beteiligt. Die Folge sind schlechte Noten in der mündlichen Beteiligung und sehr große Ängste vor mündlichen Prüfungen und Referaten.

Sprechen Sie vorab mit Ihrem Kind darüber und informieren Sie es, dass Sie mit dem Lehrer sprechen wollen. Ermutigen Sie es, am Gespräch teilzunehmen, damit nichts „geheim" bleibt.

Folgende Punkte sollten Inhalt des Gespräches sein:

- Sprechen Sie offen über das Stottern Ihres Kindes. Es könnte sein, dass der Lehrer noch gar nicht bemerkt hat, dass Ihr Kind stottert.
- Ermutigen Sie den Lehrer, das Thema Stottern offen in der Klasse zu besprechen. Dies ist besonders wichtig, wenn es Absprachen zwischen Ihrem Kind und dem Lehrer geben sollte (s. u.). Damit Ihr Kind keine „Sonderstellung" in der Klasse bekommt, ist es wichtig, dass die Mitschüler das Verhalten des Lehrers Ihrem Kind gegenüber einordnen und verstehen können.
- Bitten Sie den Lehrer, Sprechdrucksituationen zu vermeiden, wie z. B. plötzliches Aufrufen und lautes Vorlesen, und informieren Sie ihn darüber, welches Kommunikationsverhalten für das Stottern günstig ist.
- Es könnten Absprachen zwischen dem Lehrer und Ihrem Kind getroffen werden, wie z. B. „Ich nehme dich nur dran, wenn du dich meldest."
- Auch könnten Sonderregelungen geschaffen werden, wie z. B. eine schriftliche Zusatzaufgabe anstatt eines Referates.
- Bei sehr schwerem Stottern können Sie auf den **Nachteilsausgleich für Schüler** mit Behinderungen hinweisen. Ihr Kind hat einen Rechtsanspruch darauf.

  Für Stottern bedeutet dies z. B.

  - Verlängerung der Antwortzeiten in mündlichen Prüfungen
  - Erlaubnis, technische Hilfsmittel zu benutzen, wie z. B. Sprachverzögerungsgeräte
  - Erlaubnis, Fragen in einer mündlichen Prüfung schriftlich zu beantworten, z. B. mit Computer und Beamer.

In vielen logopädischen und sprachtherapeutischen Therapien gehört es mittlerweile zum Standard, dass mit dem Kind ein Schulbesuch geplant und durchgeführt wird. In diesem Rahmen werden die Mitschüler von dem betroffenen Kind und seiner/s Therapeutin/en über das Stottern informiert und auch darüber, welche Sprechtechnik das Kind lernt und in der Schule anwenden wird. Diese Informationsveranstaltung hilft dem stotternden Kind sehr, den so wichtigen Schritt zu wagen, die neu erlernte Sprechweise oder Sprechtechnik auch in der Schule anzuwenden.

Infotext: Mobbing

Das Thema Mobbing soll hier lediglich kurz erwähnt werden. Nicht, weil es unwichtig ist. Vielmehr ist es derart vielschichtig, wichtig und auch sehr individuell zu betrachten, dass ein ernsthaftes und tiefes Eingehen in diesem Buch den Rahmen sprengen würde.

Wenn Sie merken oder Ihr Kind Ihnen erzählt, dass es gemobbt wird, ist das immer sehr ernst zu nehmen. Konfrontieren Sie nicht gleich die Person, die Ihr Kind gemobbt hat. Sondern nehmen Sie Kontakt zu Schule oder Kindergarten auf und informieren Sie die Lehrer bzw. Erzieher darüber. Die Lehrer bzw. Erzieher sind in der Pflicht, darauf zu reagieren und Ihr Kind zu schützen. Wichtig ist, dass Ihr Kind merkt, dass Sie hinter ihm stehen und ihm den Rücken stärken. Stärken Sie sein Selbstbewusstsein, indem Sie mit ihm gemeinsam mögliche Reaktionen auf Hänseleien überlegen. Wird Ihr Kind wegen des Stotterns gehänselt, könnte es z. B. sagen:

- „Pass auf, dass du dich nicht ansteckst"! Oder
- „Ich kann stottern, und was kannst du"?
- „Lieber stottern als doof sein" oder „Ja, du hast recht: keiner kann so schön stottern wie ich"!

Dies ist nur eine kleine Auswahl an möglichen Reaktionen. Ausschlaggebend ist, dass Ihr Kind sich mit dem Spruch wohl fühlt und ihn gut findet!
Stärken Sie sein Selbstbewusstsein ebenfalls dadurch, dass Sie Ihr Kind loben, wenn ihm etwas gut gelungen ist und ihm sagen, dass Sie es lieb haben. Kinder brauchen immer wieder die Anerkennung ihrer Eltern und die Gewissheit, dass sie genauso von ihnen geliebt werden, wie sie sind. Selbstbewusste Kinder bieten eine sehr viel kleinere Angriffsfläche für Mobbing als Kinder mit wenig Selbstvertrauen.
Im Anhang finden Sie hilfreiche Internetadressen und Literatur zu diesem Thema.

„Sie hat dann gar nicht mehr gesprochen. Türkisch ja, aber deutsch nicht."

Die Familie Gündüz wohnt in einer Kleinstadt bei Köln. Das Wohnviertel mit mehrstöckigen Neubauten liegt zwischen großzügigen Grünanlagen. Kaum habe ich die Wohnung im dritten Stock betreten, werde ich von der fünfjährigen Nilay in Beschlag genommen. Das quicklebendige Mädchen turnt auf dem Sofa Kunststückchen vor und möchte mir ihre Spielsachen zeigen. Die ältere Schwester Selin begrüßt mich zurückhaltend mit einem scheuen Lächeln. Frau Gündüz bringt mir eine Tasse Tee und wir setzen uns auf eine bequeme breite Eckcouch ins Wohnzimmer.

Sie schickt ihre beiden Töchter ins Nebenzimmer zum Spielen und erzählt: „Selin ist hier in Deutschland geboren. In der ersten Zeit haben wir türkisch mit ihr gesprochen. Sie sollte erst mal die Muttersprache lernen und dann die deutsche Sprache. Das hatte der Kinderarzt so empfohlen. Mit zwei Jahren und zehn Monaten ist sie in den Kindergarten gekommen. Zu diesem Zeitpunkt hat sie türkisch gesprochen. Dort hat sie die deutsche Sprache gehört und das Stottern fing an. – Dann hat sie gar nicht mehr gesprochen. Die Erzieherin sagte: ‚Sie müssen eine Zeit lang warten. Sie nimmt erst die neue Sprache auf – danach wird sie sprechen.' Türkisch hat sie gesprochen, aber deutsch nicht. Sie war wie stumm. Als wir in der Türkei im Urlaub waren, hat sie sehr schön türkisch gesprochen. Wir haben uns gefreut. Zurück in Deutschland hat sie am ersten Tag im Kindergarten wieder stark gestottert. Wir hatten Angst, dass es am Kindergarten liegen könnte. Sie hat sich dort nicht wohl gefühlt. Es war ein gemischter Kindergarten mit deutschen und türkischen Kindern. Sie hatte auch schon in der Krabbelgruppe mit deutschen Kindern Kontakt.
Mittlerweile spricht mein Mann mit den Kindern türkisch und ich deutsch, so dass sie mit beiden Sprachen aufwachsen. "

Die kleine Nilay langweilt sich nebenan und schaut immer wieder zu uns rein. Frau Gündüz schickt sie zurück ins Nebenzimmer und versucht, sie dort zu beschäftigen. Sie erzählt weiter: „Wir waren damals hier in der Stadt bei einer Kinderpsychologin und auch in der Türkei war ich noch mal mit ihr bei einer Psychologin. Man sagte mir, bei zweisprachig aufwachsenden Kindern wäre es normal, wenn sie sich ein paar Mal wiederholen. – Es wurde immer schlimmer. Irgendwann haben sogar wir Eltern sie nicht mehr verstanden. Wir haben so getan, als ob wir sie verstehen würden. Sie wurde dann aggressiv. Wir haben immer ‚Ja' gesagt. – Es hat uns in der Seele weh getan. Das Kind hat gemerkt, dass wir es nicht verstehen.
Auch im Kindergarten hat man sie nicht verstanden. Sie wurde gemobbt. Die meisten haben sie ignoriert, wenn sie etwas gesagt hat, und sind einfach weitergegangen.

Das habe ich mitbekommen. Das hat mir als Mutter sehr, sehr weh getan. Es gab in der ganzen Zeit im Kindergarten keine Erzieherin, die sich verständnisvoll um Selin gekümmert hätte. Im Gegenteil meinten sie, dass ich zu viel tun würde für das Kind.

Wir hatten großes Pech mit einer jungen Erzieherin. Sie war einigen Kindern gegenüber aggressiv und hat auch Selin geschlagen. Ich habe es zweimal gesehen. Sie hat Selin nicht verstanden, durch die türkische Sprache und auch durch das Stottern. Ich habe mich bei der Stadt über sie beschwert. Diese Erzieherin war noch sehr jung. In der Zwischenzeit war sie dann schwanger geworden und hat den Kindergarten verlassen. – Anscheinend gab es vor unserer Zeit schon mal einen ähnlichen Vorfall mit ihr. Ich akzeptiere das auf keinen Fall! Danach ist so etwas nicht mehr vorgekommen.
Auch mit der Direktorin im Kindergarten hatte ich Probleme. Sie wollte, dass die Regeln eingehalten werden und war dagegen, dass ich Selin zur Logopädie abhole. Ich habe Selin rausgeholt, wenn sie ihren Termin bei Frau A. hatte. Obwohl sie wussten, dass Selin stottert und zurückhaltend ist, wurde das vom Kindergarten nicht unterstützt.
Bei Frau A. war Selin immer locker und entspannt. Bei ihr ging es ihr gut. Auch wenn wir im Urlaub in der Türkei waren, ging es uns allen sehr gut. Zurück im Kindergarten war es wieder schwierig.
Die meisten anderen nehmen ihre Kinder und gehen einfach woanders hin. Aber ich wollte nicht wechseln, weil ich befürchtete, es könnte noch schlimmer werden, wenn sich die ganze Umgebung wieder ändert. Ich hatte von anderen gehört: ‚Es ist überall gleich'. – Mittlerweile glaube ich das auch nicht mehr.
Ich sage ja nicht, dass stotternde Kinder bevorzugt werden sollen. Sie sollen ganz normal behandelt werden. In diesem Kindergarten herrschte ein strenger und ruppiger Umgang. Sie hatten dort überhaupt keine Erfahrung mit stotternden Kindern. Ich denke, Erzieherinnen sollten liebevoller mit Kindern umgehen. Ich musste mich erst bei der Stadt beschweren, damit etwas passierte."

Mein Blick fällt auf farbige Blüten, die kräftige Akzente im Raum setzen – pinkfarbene Orchideen auf der Fensterbank und eine gelbe Calla auf dem Tisch. Insgesamt ist die Einrichtung des Wohnzimmers sehr klar und modern, komplett in Schwarz und Weiß. Die Tür zum Balkon ist offen und von draußen kommt Vogelgezwitscher herein.

Frau Gündüz erinnert sich: „Die Psychologin hat zwar viel Gutes gesagt, aber erst unsere Logopädin Frau A. hat uns verstanden und konnte uns helfen. Selin hat ihr von Anfang an vertraut und ich auch.
Ich bin überhaupt nicht mit der ganzen Situation zurechtgekommen. Jetzt im Nachhinein denke ich: Mein Gott, was habe ich mich da verrückt gemacht. – Aber jetzt weiß ich auch, dass es weggegangen ist. Damals konnte mir keiner sagen, ob es etwas

Vorübergehendes ist." Selin hatte nach zwei Jahren aufgehört zu stottern. Die Mutter sagt: „Jetzt ist es vollkommen verschwunden. Manchmal noch, ganz selten, hat sie ein leichtes Stolpern – kein Stottern, so wie damals. Das erinnert mich an die alte Zeit. Ich hoffe, es kommt nicht wieder."
Spontan fällt der Mutter ein: „Beim Singen hatte sie nie Probleme. Da haben wir ihre Stimme gehört." Wir trinken einen Schluck Tee und sie fährt fort: „Selin wird nächsten Monat neun Jahre alt. Mit etwa sechseinhalb Jahren hat sie aufgehört zu stottern. Ihre kleine Schwester Nilay ist jetzt fünfeinhalb Jahre alt, sie kommt bald in die Schule. Vor zwei Jahren im Sommerurlaub hatte auch sie eine Phase von zirka drei Wochen, in der sie manchmal leicht beim Sprechen angehakt ist. Ich hatte schon Herzklopfen bekommen und habe gleich bei Frau A. angerufen. Die sagte mir: ‚Bleiben Sie ruhig.' – Es ist dann weggeblieben, bis heute." Erleichtert und ernst schaut sie mich an.

„Nilay war von Anfang an sehr aufgeweckt. Sie hat mit zwei Jahren schon angefangen zu reden. Wenn Selin in das Stottern gekommen ist, hat sie immer gesagt ‚Langsam' und mit den Händen langsam nach unten gedrückt. Das habe ich auch gemacht. Frau A. hatte Selin das langsame und gedehnte Sprechen mit einem Gummiband beigebracht. Wir hatten in der Küche ein Gummiband und hier im Wohnzimmer und haben das langsame und gedehnte Sprechen geübt. Wenn es akut wurde, ist die Kleine gleich los und hat das Gummiband geholt. Sie hat ihre Schwester auf ihre Weise unterstützt."

Herr und Frau Gündüz sind beide in Deutschland geboren, haben aber noch Familie in der Türkei und fahren regelmäßig im Urlaub dorthin. Sie erzählt: „Ich habe in der Türkei bei den Großeltern angerufen und nachgefragt, ob jemand in der Familie gestottert hat. Sie sagten alle: Nein, bei uns hat niemand gestottert.
Ich bin auch in Ankara zu einer Psychologin gegangen. Sie hat sich alles von Geburt an angehört und sagte, wir sollen uns gedulden. Sie hat uns geraten, wir sollten uns zu ihr hinknien und ihr in die Augen schauen, wenn sie spricht." – Das hätten sie auch gemacht, aber weil sie Selin trotzdem nicht verstanden haben, ist das Mädchen wütend geworden.

Sie schaut mich traurig an. „Wir haben insgesamt sehr schlechte Erfahrungen im Bekanntenkreis und in der Familie gemacht. Die meisten Menschen haben gesagt: ‚Lass sie weinen! Sie spielt nur mit dir! Sie hat dich schon um den Finger gewickelt.' – Das hat mich sehr belastet. Die meisten hatten kein Verständnis für unsere Situation. Leider Gottes hat mich das sehr beeinflusst. Wir haben den Kontakt zu vielen verloren, als hätte sie eine ansteckende Krankheit. Wenn die Kinder aus diesen Familien jetzt wieder mit Selin spielen wollen, sage ich zu ihr: ‚Nein. Das muss nicht sein. Das sind keine richtigen Freunde.' Sie hat jetzt neue Freunde gefunden.

Damals sollte sie in eine Sonderschule kommen. Ich hatte darüber nachgedacht. Frau A. hat uns davon abgeraten, sie sagte: ‚Um Gottes Willen! Das Kind ist nicht behindert. Machen Sie das nicht!' Zum Glück habe ich es nicht gemacht. Jetzt ist sie gut in der Schule. Wir freuen uns auf ihr Zeugnis."

Selin ist zu uns gekommen und sitzt neben uns auf dem Sofa. Mit der Mutter spricht sie türkisch. „Du kannst auch etwas dazu sagen", fordert Frau Gündüz sie auf. Mit leiser Stimme sagt die Neunjährige, dass Englisch ihr in der Schule keinen Spaß macht. Es fällt ihr schwer, die vielen fremden Worte zu lernen. Auf meine Frage hin, was ihr Spaß machen würde, zählt sie lebhafter auf: Mathe, Sport, Deutsch ... Gleich hat sie eine Verabredung, zu der Frau Gündüz sie mit dem Auto hinfahren wird.

Ich frage genauer nach, wie die Reaktionen in der Verwandtschaft waren. Sie sagt: „Mit unseren Eltern war es kein Problem, aber mit den Geschwistern. Selin war manchmal sehr aggressiv zu anderen Kindern aus der Verwandtschaft, auch zu ihrer eigenen Schwester. Meine Schwester sagte: ‚Das geht nicht. Sie kann nicht immer die Kinder schlagen.' – Wir haben uns lange Zeit nicht gesehen wegen dieser Sache. Jetzt ist das wieder in Ordnung."
Nach einer kurzen Pause setzt sie fort: „Die schlimmste Zeit war, als wir sie nicht verstanden haben. Ich hatte große Angst, dass es so bleiben könnte, dass ich sie nicht verstehe. Am Telefon war sie gar nicht zu verstehen – wir haben nur Geräusche gehört. Sie hat eine Zeit lang gar nicht gesprochen. Wenn sie etwas wollte, hat sie uns ins Ohr geflüstert. Auch das konnten wir meistens nicht verstehen.
Unser Kinderarzt hat gesagt: ‚Das hat nichts mit der Sprache zu tun.' Er meinte, es käme daher, weil sie zweisprachig aufwächst und weil sie insgesamt zurückhaltend ist. Deshalb sind wir sehr spät zu einer Logopädin gekommen." Selin fragt ihre Mutter etwas in türkischer Sprache. Auf meine Nachfrage erklärt Frau Gündüz, dass sie wissen wollte, ob ich zu allen gehe, die stottern.

Ich erwähne, dass die Kinder, bei denen das Stottern sich nicht verliert, auch mit dem Leben zurechtkommen und einen Beruf ausüben können, dass diese Kinder und ihre Eltern lernen können, mit dem Stottern zu leben. Sie nickt und sagt: „Das weiß ich jetzt alles. Damals wusste ich nichts darüber."

Um mir zu erklären, wie es damals war, fährt sie fort: „Wir haben wirklich viele schlechte Erfahrungen gemacht. Als wir mal bei engen Freunden eingeladen waren, wollte Selin mich fragen, ob sie eine Cola trinken darf. Sie hat das Wort ‚Cola' nicht herausgebracht. – Ich war froh, dass sie überhaupt etwas gesagt hat und habe es abgewartet. – Die ‚Dame' daneben, unsere damalige Freundin, hat erst mal einen Lachkrampf bekommen und hat ihr Stottern nachgemacht. Ich habe zu ihr gesagt: ‚Mach dich nicht lustig! Was heute bei meinem Kind ist, kann morgen schon bei deinem sein!' – So haben wir viele Kontakte verloren. Die Umgebung ist sehr wichtig. Frau A. hat mir gesagt: ‚Wenn Sie das Gefühl haben, dass es mit den Leuten nicht klappt, dann halten Sie Abstand – auch wenn es in der Familie ist.' Das habe ich dann gemacht. Es war das Beste, was ich getan habe." Selin fragt ihre Mutter in türkischer Sprache: „Warum habe ich diese Kinder geschlagen?" – Sie kann sich nicht mehr daran erinnern.

„Als sie gestottert hat, hatte sie gar keinen Kontakt zu anderen Kindern. Sie wollte es nicht. Und ich auch nicht, weil ich mehrmals gesehen hatte, was passieren kann. Ich habe die Tür zugemacht und gesagt: Es reicht. – Jetzt hat sie neue Freunde durch die Schule. Ich hatte damals entschieden, dass sie in eine normale Schule kommen soll. Ich dachte, wenn es nicht klappen sollte, könnte sie dann immer noch auf eine Sonderschule gehen.
Zwei Monate bevor sie in die Schule kam, hat sie ganz plötzlich aufgehört zu stottern. Bis heute ... Die Prüfung zur Einschulung haben wir zwei Mal gemacht. Dann hat es geklappt. Ich hatte damals die Klassenlehrerin angesprochen, dass ihr Stottern eventuell wiederkommen könne. Sie sagte: ‚Ich merke davon nichts.'
Auf einmal war es weg – nach zwei Jahren. In der Schule war dann alles anders als im Kindergarten. Die Lehrer waren viel verständiger."

Ich frage, ob Selin Wünsche für das spätere Berufsleben hat? Zögernd antwortet die Mutter: „Sie sagt manchmal: Lehrerin." Selin protestiert. „Ja, was willst du denn?", fragt Frau Gündüz. Scheinbar ist das noch unklar.
Ich frage, wie ihr Mann mit den ganzen Situationen umgegangen ist. Sie sagt: „Er war immer viel ruhiger und gelassener als ich. Sicher hat er sich auch große Sorgen gemacht, aber er hat immer gesagt: ‚Ich glaube daran, dass es irgendwann weggehen wird.' Er hatte mehr Hoffnung als ich. Ich habe die ganzen Behandlungen mitgemacht und mir alles angehört, während er berufstätig war. Dadurch hatte ich viel mehr damit zu tun.
Seit einem halben Jahr bin ich auch wieder berufstätig. Damals, als ich gemerkt hatte, dass etwas mit dem Kind passiert, hatte ich aufgehört zu arbeiten. Unser größtes Problem in der ganzen Zeit war der Kindergarten."

Sie erinnert sich: „Manche haben gesagt, das Stottern wäre stressbedingt. Wir hatten eine Phase mit ihr als Kleinkind, in der sie schlecht geschlafen hat. – Kennen Sie das Buch ‚Jedes Kind kann schlafen lernen'? Wir sind eine Zeit lang nach diesem Buch vorgegangen. Es hat auch was gebracht. Aber ich habe mir hinterher oft Vorwürfe gemacht und meinen Mann gefragt: ‚Meinst du, dass wir sie zu lang schreien gelassen haben?' Damals kamen Vorwürfe aus der Familie, dass ich schuld wäre, weil ich sie so viel schreien ließ. Ich habe mich oft gefragt, ob sie Recht haben.

Mein Mann hat immer gesagt: ‚Hör auf damit, dir Vorwürfe zu machen.' Wir hatten sie zwischendurch immer wieder hochgenommen, hatten ihr zu trinken gegeben und beruhigten sie. Wir haben sie nicht allein gelassen. Sie sollte lernen, allein zu schlafen." Die Kinder direkt neben uns werden immer lauter. Frau Gündüz weist sie zurecht und schickt sie aus dem Raum.

„Wir haben sehr viel versucht – in der Türkei und auch hier. Ich bin bei einer Homöopathin gewesen. Sie meinte nach einiger Zeit zu mir, dass auch ich behandelt werden müsste. Ich sagte: ‚Ich habe keine Zeit. Ich habe so viele Termine mit meiner Tochter.' Ich war zwei bis drei Mal in der Woche bei Frau A. und habe sie auch zum Psychologen gebracht. Dort hat man Tests mit ihr durchgeführt, ob sie reif für die Schule ist. Ich hatte das Gefühl, ich habe keine Zeit für mich selber. Die Homöopathin hat mir ein Mittel zur Beruhigung aufgeschrieben. Es geht mir jetzt gut. Ich nehme es immer noch."

Selin fängt an zu drängeln, sie möchte zu ihrem Termin gefahren werden. Ihre Mutter vertröstet sie noch etwas und sagt zu mir: „Meine Familie hat immer gesagt: ‚Du wolltest ein perfektes Kind – nun hast du ein perfektes Kind.' Beim zweiten Kind habe ich alles ganz anders gemacht. Ich habe alle Bücher weggetan und es war alles viel leichter. Aber so etwas beschäftigt einen immer wieder – immer noch.
Ich kenne in der Türkei auf dem Land Familien, wo die Kinder stottern. Die fragen bei meiner Mutter nach: Was hat sie gemacht? Hat es nachgelassen? Nimmt sie Medikamente ein? Wenn ich anderen Eltern helfen kann in dieser Situation, dann ist das eine große Sache für mich, weil ich weiß, wie es sich anfühlt ..."

Ernst und nachdenklich schaut sie mich an. „Elternseminare habe ich nicht besucht. Die waren mir zu weit weg. Die Kleine war schon da und hat mich gebraucht. Ich weiß nicht, ob mir das was gebracht hätte.
Ich möchte anderen Eltern empfehlen: Sie sollen sich auf keinen Fall verrückt machen! Sie sollen nicht darauf hören, was Fremde sagen, was die Verwandten oder Freunde sagen!
Mit meiner heutigen Erfahrung, würde ich, wenn das Stottern noch mal kommen würde, sofort mit der Methode von Frau A. beginnen. Das mit dem Gummiband – das bringt so viel. Das langsame, weiche Reden. Und ich würde mir nicht so viele Sorgen machen, die Kommentare von anderen nicht so zu Herzen nehmen. Das hat mich kaputt gemacht. Es war mein größter Fehler. Heute könnte ich direkt zu Frau A. gehen. Sie hat wirklich so viel Erfahrung.
Früher hatte ich nie bei anderen ein Stottern gehört. Ich wusste nicht, wie sich das anhört. Heute höre ich es ab und zu. Bei einem Schuhverkäufer ist es mir extrem aufgefallen."

Ich frage: „Haben sie unterschiedliche Reaktionen auf das Stottern in der Türkei im Vergleich zu Deutschland festgestellt?“ Sie überlegt: „Wir waren bei meinen Schwiegereltern in Ankara. Die meisten, auch die Nachbarn sagten: ‚Mach dir keine Sorgen. Das geht weg.‘ Sie waren insgesamt viel positiver eingestellt und haben Selin so genommen, wie sie war. Auch die Kinder haben mit ihr gespielt. Aus Scherz hatte ich schon überlegt, ob ich umziehen soll.“

Nebenbei spricht sie mit Selin in türkischer Sprache. Sie wollen jetzt aufbrechen. Frau Gündüz sagt zu mir, dass sie schnell wieder zurückkommen wird. Ich bleibe mit Nilay in der Wohnung. Die Kleine hat sich die Erlaubnis zum Fernsehen geben lassen. Am Nachmittag werden ihre Lieblingssendungen gezeigt. Bunte Kinder-Animationsfilme. Gebannt schaut sie auf die große Fläche eines modernen Flachbildschirms und beantwortet gerne und freundlich meine Fragen.
Als Frau Gündüz zurückkommt, erzählt sie noch, wie gut es ihr tut, jetzt wieder auf einer halben Stelle zu arbeiten. Sie ist Zahntechnikerin. Zum Stottern ist, zum jetzigen Zeitpunkt, nicht mehr viel zu sagen. „Hoffentlich bleibt es so“, sagt sie.

Infotext: Therapiemethoden

Prinzipielles vorweg: Niemand kann versprechen, unabhängig vom therapeutischen Ansatz, dass die Stottersymptomatik für immer ganz verschwindet. Es ist von zu vielen Faktoren abhängig (s. S. 17).
Das Ziel der Therapie ist, den Eisberg abzutragen. Es kann sein, dass sich das Bild von Eisschollen ergibt: Hier und da sind noch leichte, kleine Stottersymptome zu hören, aber alles, was sich unter der Oberfläche befunden hat, ist verschwunden.

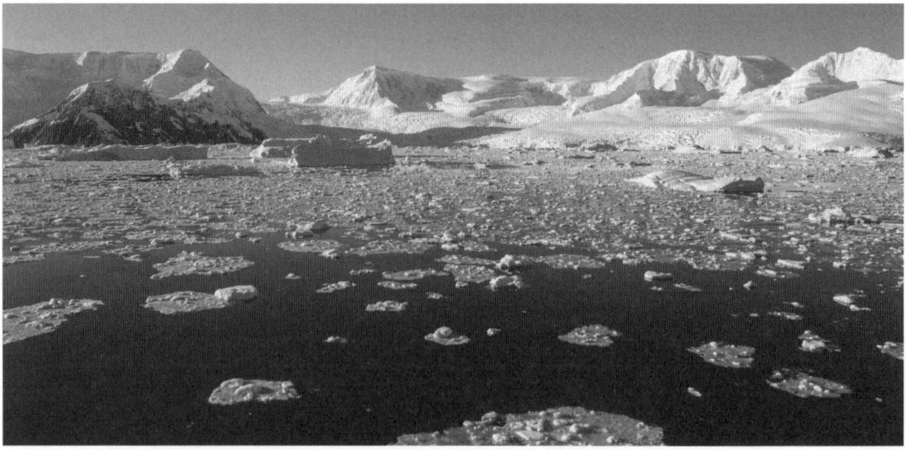

Mittlerweile gestaltet sich das Therapieangebot als recht vielfältig. Grundsätzlich lassen sich die Therapiemethoden wie folgt grob unterteilen: In die direkten und in die indirekten Therapieansätze.

Die direkten Therapiemethoden

Die direkten Therapiemethoden setzen gezielt an der Sprechweise, am flüssigen Sprechen oder konkret am Stottersymptom an. Wird an der Sprechweise (fluency-shaping) gearbeitet, lernt das Kind, sein Sprechen so zu verändern, dass es mit Stottern nicht vereinbar ist. Es lernt, je nach Alter, spielerisch ruhig, weich und langsam zu sprechen, wie zum Beispiel ein kuscheliger Bär. Sowohl die Therapeutin als auch die Eltern sind für das Kind Vorbilder, indem sie ebenfalls in dieser Sprechweise mit dem Kind sprechen. Und zwar nicht nur im geschützten Therapieraum, sondern auch außerhalb. So werden die Angehörigen angeleitet, die neue Sprechweise auch auf der Straße, zu Hause, beim Einkaufen, auf dem Spielplatz etc. anzuwenden, so dass es für das stotternde Kind etwas Selbstverständliches werden kann.

In einer weiteren Methode des fluency-shapings werden die Anteile des vorhandenen spontanen, flüssigen Sprechens erweitert, indem mit dem Kind „flüssige Wörter gesammelt werden". Die Eltern werden von der Therapeutin angeleitet, wie sie flüssiges Sprechen ihres Kindes zu Hause und in ihrem Alltag durch gezieltes Lob bestärken und dadurch erweitern können. Dies geschieht in einem sehr strukturierten Rahmen und nach speziellen Prinzipien. Diese Methode wurde überwiegend für stotternde Kinder im Vorschulalter entwickelt.

Wird konkret am Stottersymptom gearbeitet, so handelt es sich um die Methode der Stottermodifikation. Die Kinder lernen bei diesem Therapieansatz, nicht mehr mit Ankämpfen, Vermeiden und Angst auf das Stottern zu reagieren. Stattdessen erwerben sie die Fähigkeit, das Stottern spielerisch zu verändern, leichter und ohne Anstrengung zu sprechen und das Wort an der Stelle, an der es durch das Stottern kaputtgeht, zu reparieren. Auch bei dieser Methode werden die Eltern in die Therapie mit einbezogen. Und auch hier findet die Therapie in Teilen außerhalb des Therapieraumes statt.

Das Lernen einer weichen, ruhigen und langsameren Sprechweise kann insbesondere bei älteren Kindern ab 7 Jahren sehr gut mit der Stottermodifikation kombiniert werden. Hier lernen die Kinder beide Methoden und können für sich entscheiden, wann sie welche anwenden möchten.

Es soll an dieser Stelle keine Empfehlung ausgesprochen werden, welche Therapierichtung die wohl bessere sei. Jede der vorgestellten Methoden ist in sich gut und schlüssig. So individuell jedes Kind, sein Stottern und seine Eltern sind, so individuell werden die Methoden empfunden. Entscheidend ist, dass die Eltern von den zugrunde liegenden Prinzipien überzeugt sind und sich somit auf die Therapieinhalte einlassen können.

Die indirekten Therapiemethoden

Die indirekten Behandlungsmethoden hingegen beschäftigen sich eher global mit der Gesamtentwicklung des Kindes und seiner Persönlichkeit. Einige konzentrieren sich auch ausschließlich auf die Beratung der Eltern. Insbesondere die Beratung oder Beteiligung der Eltern ist ein wesentlicher Faktor in einer erfolgreichen Stottertherapie mit Kindern, unabhängig vom gewählten Therapieansatz.

Warum ist die Beteiligung und Beratung der Eltern so wichtig?

Es genügt nicht, sich therapeutisch mit dem Kind zu beschäftigen. Die Eltern sind die Personen, die in der Regel am meisten mit dem Kind zusammen sind und es am besten kennen. Sie müssen zu Experten des Stotterns ihres Kindes werden, wissen, was beim Stottern geschieht, woher es kommen kann und wie sie ihr Kind bestmöglich unterstützen können. Dadurch gewinnen sie Sicherheit und eine gewisse Entspanntheit, was sich positiv auf die Entwicklung und auf den therapeutischen Prozess auswirkt. Das bedeutet, dass eine regelmäßige Elternberatung im Rahmen der Therapie stattfinden muss, in der die Eltern achtsam und mit viel Verständnis begleitet werden. Des Weiteren bietet die Bundesvereinigung Stotterern & Selbsthilfe Elternseminare an, in denen auch ein Austausch der Eltern untereinander stattfinden kann. Es ist zu empfehlen, sich ebenfalls regional zu informieren. So veranstaltet beispielsweise der Qualitätszirkel Stottern in Hamburg den „Hamburger Workshop für Eltern stotternder Kinder".

„Ein stotterndes Kind sollte möglichst normal behandelt werden."

Martin Wilke wohnt mit seiner Familie in einem kleinen Ort bei Hamburg. Er kommt direkt nach der Arbeit zu unserem Gespräch in meine Wohnung. Ein großer Mann, Ende Dreißig, in Bürokleidung, weißes Hemd, polierte schwarze Schuhe, steht vor mir. Entspannt und locker plaudert er gleich drauf los.

Vor kurzem war er zu einem Workshop für Eltern stotternder Kinder in Hamburg als Gast eingeladen. – Martin Wilke ist selbst Stotternder seit seiner Kindheit. – Vor einem Jahr war er selbst als Vater eines stotternden Sohnes dort. Dieses Mal war er als stotternder Erwachsener eingeladen.
Die Eltern hatten viele Fragen an ihn, besonders in den Bereichen Schule, Pubertät, Berufsfindung, Partnerschaft, aber auch vieles andere – es ist ein weites Feld. Beim Treffen im letzten Jahr war ein stotternder Kinderarzt der Gast. Die Eltern sollen dort erwachsene Stotternde kennenlernen, die ihren Arbeits- und Familienalltag meistern. Zunächst können sie sich das oft nicht vorstellen. „Kurz davor war ich dann doch relativ nervös. Ich hatte auch beruflichen Stress in der Zeit", sagt er.
„In diesem Workshop wird auf die Sorgen und Ängste der Eltern eingegangen. Für die meisten Eltern bricht erst mal eine Welt zusammen. Sie können sich gar nicht vorstellen wie das Leben mit Stottern gehen soll. – Klar, das kennt man ja von sich selber auch." Er schaut mich an. Wir wissen beide, wie es ist zu stottern. „Um der ganzen Theorie, die dort vermittelt wird, etwas Praxisnähe zu geben, kommt ein Überraschungsgast, der verkörpert, dass ein Leben mit Stottern möglich ist. Das kommt sehr positiv bei den Eltern an." Martin Wilke ist redegewandt und spricht flüssig. Ich bemerke zunächst nicht, dass er stottert.

„Mein Sohn Fabian ist jetzt sieben Jahre alt. Er hat zwischen drei und dreieinhalb Jahren angefangen zu stottern. Am Anfang weiß man nicht genau, was und wann etwas zu tun ist. Nachdem wir die Auffälligkeit unserem Kinderarzt mitgeteilt haben, hat er, auf unser Drängen hin, den Kontakt zu unserer Logopädin Frau S. hergestellt. Sie ist auf Stottern spezialisiert. Wir sind sehr zufrieden mit ihr. Wir sind lieber sofort zur Logopädin gegangen. Ich dachte, was mir damals passiert ist, muss ihm nicht auch alles passieren. Sie hat erstmal dazu geraten, ganz entspannt zu bleiben und zu beobachten, wie es sich verhält. Das hat für uns die Spannung rausgenommen.
Auf der einen Seite war es ganz hilfreich, dass ich die Problematik kenne, auf der anderen Seite ist man natürlich auch erheblich vorbelastet."

Das finde ich sehr interessant und frage ihn, ob es eher ein Vorteil oder ein Nachteil ist, das Stottern selbst zu kennen?

„Ich habe Erfahrungen gemacht, die aus den Begleiterscheinungen vom Stottern her resultieren. Durch Nebenbewegungen des Körpers oder Entgleisung der Gesichtsmimik bekommt man Reaktionen aus dem Umfeld, die eigentlich gar nichts mit dem Stottern zu tun haben. – Kinder stottern ja erstmal ziemlich sorglos und frei, gar nicht verkrampft. Frau S. hat gesagt: ‚Unbedingt diese Lockerheit beim Stottern erhalten! Bloß keine Tipps geben wie: ‚Kind, sing es raus oder jetzt atme erst mal tief ein und aus und fang dann noch mal von vorne an.' Das kenne ich alles von früher und war erstaunt, wie weit man inzwischen gekommen ist. Ich selber habe als Kind viele komische Übungen machen müssen. Ich war damals in einem Sprachheilkindergarten.

Bei Fabian tritt das Stottern stark schwankend auf. Wir führen Buch darüber, in dem wir täglich eine Bewertung zwischen eins und zehn abgeben. Eins wäre komplett flüssig und zehn wäre ganz hartes Stottern. Am Anfang haben wir ihn oft auf sieben bis acht eingestuft. Das hat sich jetzt auf drei eingependelt. Er selber nimmt das noch gar nicht so wahr. – Er weiß es. Er hat schon gemerkt, dass er stottert. Er ist jetzt in der ersten Klasse. Da sind ganz viele, die andere Sprachauffälligkeiten haben. Er fällt da gar nicht auf. Die Kleinen reden ja auch noch keine komplexen, zusammenhängenden Sätze. Sie leben in ihrer schönen, kleinen Welt – was ja auch toll ist! Ab und zu merken wir, dass er etwas wiederholt oder versucht, etwas zu umgehen. An schlechten Tagen werten wir die vier. Manchmal hat er beim Starten Probleme, zum Beispiel U-uu-und ... oder so. Frau S. sagt immer: ‚Wenn es locker ist, ist es kein Problem. Wenn er anfängt zu pressen, es rauszudrücken, dann ist es auf der Skala als fünf oder sechs einzuordnen.' Aber das kommt bei ihm selten vor."

Ich frage Herrn Wilke, wie es für ihn selbst als Kind war. Er sagt: „Wie es bei mir in diesem Alter war, weiß ich nicht mehr. Meine Eltern haben den Anfang meines Stotterns mit einem Ereignis in Verbindung gebracht. Ich bin zwischen drei und vier Jahren von einem Hund gebissen worden. Danach war ich gleich umgehend in einer Therapie. Wir haben damals noch im Raum Stuttgart gewohnt und ich war bis zum vierzehnten Lebensjahr ständig in verschiedenen Therapien, die ersten vier Jahre in Stuttgart bei einem Therapeuten. Wir sind dann nach Lüneburg gezogen. Es wurden teilweise skurrile Sachen ausprobiert. Es hat alles nichts gebracht.
Je älter ich wurde, desto verhasster wurden mir diese Therapien. Ich habe gesagt: ‚Das können wir uns alles sparen. Es ist einfach so. Nehmt es hin. Es ist mein Leben.' Ich wollte mich nicht mehr auf den Boden legen und Atemübungen machen, wie schon seit zehn Jahren, und auch nicht mit einem erwachsenen Mann ‚Memory' spielen. Ich kam in die Pubertät.

In der Schule war mir das Stottern bis zum Gymnasium eigentlich ziemlich egal. Ich habe das gar nicht so wahrgenommen. Nach der Orientierungsstufe fing es an schwieriger zu werden. Es fiel mir schwer auf Befehl zu sprechen, zum Beispiel beim Vorlesen nacheinander in der Reihe. Es kommt immer näher und ich muss gleich los lesen. – Das war für mich furchtbar.
Meine Abiturprüfung war ein Albtraum. Es wurde damals für mich mit der Bezirksregierung ausgehandelt, dass ich in allen Fächern die doppelte Zeit bekomme. Eigentlich gab es 25 Minuten pro Fach – ich habe 50 Minuten bekommen. Ich hatte vier Prüfungen. Bei mir war ‚volles Haus': alle Prüfer, die Direktorin und zwei Personen von der Bezirksregierung. Da ging bei mir gar nichts mehr. Es war das absolut schlimmste Stottern, das ich je hatte. Als mich dann noch die Direktorin in den Arm genommen hat, war alles aus. Das war mir einfach so peinlich. Ich habe Schnappatmung gehabt und kein Wort kam heraus. Ich habe den ganzen Zeitplan komplett durcheinander geworfen, weil ich letztendlich vier Stunden pro Fach Zeit bekommen habe. Das haben die alles mitgemacht und es hat auch später keine bösen Kommentare gegeben. Das fand ich schon hervorragend.

Ich wollte eigentlich einen anderen Beruf ausüben. Ich war privat geflogen und wollte das auch beruflich machen. Bei der Tauglichkeitsprüfung war alles in Ordnung, bis es auffiel, dass ich stottere. Ich wurde dann aufgefordert, einen Text vorzulesen. Dabei habe ich gestottert. Man hat mir gesagt: ‚Wie stellen Sie sich das vor? Sie können so nicht fliegen!' – Ich hatte das Flugfunksprechzeugnis und bin privat geflogen. Das war überhaupt kein Problem. – Damals hat mich diese Absage in meiner Berufswahl desillusioniert. Heute kann ich es verstehen.
Mein Vater hatte gesagt, dass ich vor dem Studium eine Ausbildung machen soll. Ich war dann in einer elektrotechnischen Firma gelandet. Es war ein absoluter Glücksfall und hat mir sehr viel Spaß gemacht. Sowohl von der Arbeit her als auch von den Menschen habe ich mich dort sehr wohlgefühlt.
Danach habe ich Elektrotechnik studiert. In diesem Studiengang gab es kleine Klassen, ähnlich wie in der Schule, und wir mussten keine Vorträge halten. Ich hatte keine sprachlichen Probleme. Auch in Vorstellungsgesprächen war mein Stottern nie ein Problem. Ich habe in zwei Firmen gearbeitet. Wenn ich heute in der Firma was vortragen muss, dann ist mein Sprechen deutlich schlechter als im Alltag. – Ich kann das nicht, bin das nicht gewohnt und fühle mich nicht wohl dabei."

„Haben Sie weitere Kinder in Ihrer Familie?" – „Meine Frau hat einen Sohn mitgebracht, der ist schon einundzwanzig Jahre alt. Und wir haben noch eine jüngere Tochter. Sie ist jetzt fünf Jahre alt. Bei ihr ist kein Stottern. Da ist alles gut."

Ich frage ihn: „Sie haben, als es bei Ihrem Sohn anfing, ganz viel eigene Erfahrung mitgebracht. Wie war das für Sie?" – „Als ich wegen meinem Sohn bei Frau S. war, sagte die: ‚Sie stottern ja auch Herr Behrens. Sind Sie in Therapie?' Ich sagte: ‚Nein, ich will auch nicht mehr.' Sie erzählte mir, dass sich die Therapiemöglichkeiten erheblich ausgeweitet hätten und hat mir angeboten, mich bei Interesse bei ihr zu melden. Ich wusste zu dem Zeitpunkt nicht, was es aktuell für Therapiemöglichkeiten gab und kannte nur meine eigene Stottererfahrung. Ich hatte mich die ganzen Jahre gar nicht mehr mit Therapiemöglichkeiten beschäftigt."

„Ich erlebe Sie gerade sehr flüssig sprechend. Ist das denn immer so?" – „Mit Freunden und im vertrauten Umfeld ist alles okay. Wenn ich vor ein paar mehr Leuten reden soll, wird es schwieriger. Und ganz schlecht ist es bei meinen Vorgesetzten."

„Hat sich Ihr eigenes Stottern noch mal verändert als Ihr Sohn angefangen hat?" – „Nein, gar nicht. Ich bin dann aber tatsächlich nach einem halben Jahr zu Frau S. gegangen und habe wegen der Therapiemöglichkeiten nachgefragt. Sie hat mir Therapeuten empfohlen, die wirklich gut waren. Das hatte ich nicht erwartet. Während der Therapie, die ich dann gemacht habe, war mein Sprechen sehr gut. Nach einiger Zeit hat das wieder nachgelassen. – Ich habe auch nicht doll geübt", sagt er mit leicht schuldbewusstem Schmunzeln.

„Welche Ängste haben Sie um Ihren Sohn?", frage ich. „Klar ist die Angst da, dass er später nicht das machen kann, was er gerne möchte. Bestimmte Berufe kann man nicht machen, wenn das Stottern nicht komplett ausgemerzt ist, wovon ich zunächst erstmal ausgehe. Es tut mir leid, dass er da eingeschränkt sein wird, in einem gewissen Maße. Höchstwahrscheinlich wird er kein Radiomoderator werden – vielleicht will er das auch gar nicht. Besonders hart wäre es, wenn er in der Pubertät stark stottert. Wenn man erstmal zwanzig oder fünfundzwanzig ist, ist man doch in sich gefestigter und kommt besser klar. Die Persönlichkeit ist besser entwickelt."

„Haben Sie selbst das so erfahren?" – „Ja, so war es bei mir. Ich weiß nicht, ob es bei ihm so sein wird. Jeder Mensch ist verschieden. Die Erfahrungen, die ich gemacht habe, die wird er so nicht sammeln. Daher kann ich es mir ganz schwer vorstellen, wie es bei ihm sein wird."
Wir stellen übereinstimmend fest, dass sich über die Jahre vieles verändert hat und die Kinder heute mit anderen Reaktionen konfrontiert werden, als das bei uns noch der Fall war.
Martin Wilke sagt: „Ich glaube, das hat viel mit der Interaktion zwischen Eltern und Kindern zu tun. Wenn die Eltern nicht ständig intervenieren und korrigieren, kann das Kind in der natürlichen Art und Weise stottern. Dann ist es für das Kind kein Problem."

„Wie geht seine Schwester mit dem Stottern um?“ – „Die Kleine probiert ab und zu, ihm das Wort aus dem Mund zu nehmen und für ihn zu sprechen. Da greifen wir ein und sagen zu ihr: ‚Nein. Er spricht alleine aus.‘ Sie ist die ganze Zeit am Quasseln deshalb können wir auch mal sagen: ‚Jetzt bist du bitte mal still! Jetzt spricht er mal in Ruhe aus.‘ Fabian redet selbst auch viel und dann sagen wir zu ihm: ‚Jetzt bist du still‘, und dann redet sie. Wir steuern das ein bisschen. Wir wollen ihn auch nicht bevorzugen. Es ist manchmal relativ schwierig, dass sie nicht zu kurz kommt. Dabei ergänzen meine Frau und ich uns ganz gut. Sie ist eher der Ruhepol bei uns. Ich sehe alles etwas sorgenvoller. Sie sagt: ‚Du bist auch groß geworden. Es geht also.‘ – Sie kennt nicht die inneren Nöte, die man als Stotterer hat. Das ist auch gut so.“

„Wie würden Sie Ihren Sohn vom Typ her beschreiben?“ Der Vater überlegt kurz. „Er guckt sich vorher genau an, was er macht. Er rennt nicht gleich ins Verderben. Das ist bei seiner Schwester anders. Die macht erst mal und schaut sich dann die Folgen an. Er ist erst vorsichtig, aber wenn er sich entschieden hat, steigt er auch voll ein. Bei Sportarten guckt er zu, wie das so geht, was die anderen Kinder machen, und stellt auch Fragen. Beim zweiten Mal will er dann mitmachen. Das hat nichts mit dem Sprechen zu tun. Wahrscheinlich kommt das von meiner Frau, die ist eine ganz Ruhige. Von mir hat er das nicht.“

„Wirkt sich das Stottern auf seine Kontaktfähigkeit aus?“ – „Das ist im Moment noch gar nicht zu sehen. Wenn ich mir seine Freunde anschaue ... Mit Erwachsenen sprechen die sowieso nur ganz wenig. Und wenn, dann so: Kopf nach unten und wegdrehen und nuscheln. Das machen seine ganzen Freunde so. In seiner Altersstufe hat er überhaupt keine Kontaktschwierigkeiten. Er ist schon mit achtzehn Monaten in die Kinderkrippe gekommen, weil wir beide arbeiten. Von Beginn an war er immer in der Gruppe. Da sind neue Kinder dazu gekommen und wieder weggegangen. Er musste sich immer wieder neu in der Gruppe zurechtfinden. Das hat er ganz gut gemacht.
Beim Wechsel vom Kindergarten in die Schule haben wir uns Sorgen gemacht. Das ist ein großer Sprung, aus der behüteten Kindergartenwelt in die grobe Schulwelt. Das ist für so ein Kind ein Kulturschock, glaube ich. In der Schule hat er eine Nachmittagsbetreuung, wo auch die Großen mit dabei sind. Ich hatte leichte Befürchtungen, dass es dort vielleicht mal ein Hänseln geben könnte. Aber das ist wohl nie passiert. Ich habe die Erzieherinnen gefragt, ob ihnen etwas aufgefallen ist. ‚Da war gar nichts‘, sagten die. Die Großen haben damit überhaupt kein Problem. Das freut mich sehr. Das könnte natürlich auch anders sein.“

„Wie läuft es in der Schule mit den Lehrern?“ – „Wir haben von Anfang an immer gleich die Initiative ergriffen. Frau S. hatte uns geraten, immer gleich mit den Lehrern zu sprechen. Die meisten wissen einfach nicht, wie sie sich einem Stotternden gegenüber verhalten sollen. Sie hat angeboten, in die Klasse zu kommen und eine informative Stunde zu machen. Ganz allgemein, gar nicht auf Fabian bezogen. Er soll nicht exponiert werden. Wir haben das den Lehrern angeboten. Die sagten: ‚Nö, das fällt uns hier gar nicht auf. In der Schule ist das im Moment kein Problem.' Vielleicht wird das später noch interessant. In der Grundschule ist die Akzeptanz für die Unterschiedlichkeit der Kinder vielleicht noch stärker gegeben als später an den weiterführenden Schulen."

„Was für Erfahrungen haben Sie mit Verwandten oder Freunden gemacht?" – „Meine Eltern waren ganz klar das Hauptproblem. Sie standen noch auf dem Wissensstand von vor zwanzig Jahren und mussten da abgeholt werden. Sie haben von uns ganz klare Ansagen bekommen. Sie sollten auf gar keinen Fall Dinge sagen, wie ‚Nimm dir doch mal Zeit. Atme doch mal aus. Atme doch mal ein.' Wir haben ihnen gesagt: ‚Lasst ihn einfach stottern. Guckt ihn ganz normal an. Gebt ihm die Zeit – aber keine Hilfestellungen. Wir kümmern uns um ihn. Ihr müsst einfach so normal wie möglich sein.' Das war bei meinem Vater und auch bei meiner Mutter sehr schwierig. Sie können nicht verstehen, warum wir nicht mehr tun wollen."

Er rudert etwas hilflos mit den Armen und versucht zu erklären: „Also, das ist bei uns so gewesen: Ich habe zwei Geschwister, die mehr erreicht haben als ich. Einer hat einen Doktortitel, die andere hat ihren Studienabschluß ebenfalls mit Auszeichnung bestanden. Aus irgendeinem Grund war es in unserer Familie immer extrem leistungsbezogen. Ich bin zur Schule gegangen, weil ich es musste, und dachte immer: Irgendwie wird das alles gehen. Ich habe dann auch mein Abitur und mein Studium gemacht – zwar keinen Doktortitel, den brauche ich nicht. Ich fühle mich so wohl, wie ich bin.

Da ich nicht die Noten hatte und nicht den Stellenwert, den meine Geschwister erreicht haben, war ich immer ‚das schwarze Schaf' der Familie. Meine Eltern haben bis heute nicht verstanden, warum ich bestimmte Dinge in Therapien nicht tun wollte, und ich bin in ihren Augen darin gescheitert. Es gab einen speziellen Therapeuten, von dem sie wahnsinnig viel gehalten haben. Diese Therapie hat sehr viel Geld gekostet. Ich habe mich damals dieser Methode verweigert.
Meine Eltern waren die ganzen Jahre auf dieser Schiene. Ich glaube, nun sind sie zu alt, um sich darin zu ändern. Diese Kurve kriegen sie nicht mehr. Sie sagen sich, wenn einer etwas viel tut und übt, dann kann er es irgendwann. Sie halten sich aber nun bei Fabian daran, was wir ihnen sagen, und es geht ganz gut. Meine Eltern leben inzwischen getrennt. Der Kleine ist an zwei Nachmittagen bei seinem Opa und ab und zu am Wochenende bei meiner Mutter. Das ist ganz entspannt. Da mache ich mir keine Sorgen.

Mit meinen Schwiegereltern haben wir gesprochen. Das ist kein Problem. Es gibt nur eine blöde Sache. Als Fabian noch ein Baby war, waren wir bei meinen Schwiegerel-

tern und ich habe ihn unter der Fußsohle gekitzelt. Mein Schwiegervater war plötzlich total panisch und sagte: ‚Martin, du darfst ihn nicht unter der Fußsohle kitzeln.' Ich fragte: ‚Wieso?'– ‚Davon stottern Kinder später', sagte er. – Mir war das vollkommen neu. Inzwischen habe ich das von einigen gehört. Das ist so ein Aberglaube. Er guckt mich heute manchmal etwas vorwurfsvoll an, weil er damals gesehen hat, dass ich ihn gekitzelt habe. Aber, im Großen und Ganzen ist alles okay.
Die meisten sind ganz froh, wenn man etwas zum Stottern erklärt. Dann haben sie einen Plan und es ist gut."

„Wie geht Ihre Frau damit um?" – „Sie kennt mich bereits die ganzen Jahre und auch stark stotternd. Sie sagt, sie hört es nicht mehr. – Ich glaube das zwar nicht, aber vielleicht ist es so. – Bei Fabian hält sie sich sehr an Frau S. Sie fährt mit ihm zu den Stunden und nimmt auch daran teil. Sie achtet sehr auf sein Sprechen. Vor etwa zwei Jahren war er eine ganze Zeit lang wöchentlich zur Logopädie. Das ist jetzt abgeebbt. Frau S. sagte: ‚Das ist bei ihm so locker und entspannt. Das ist kein Problem.' Meine Frau telefoniert einmal im Monat mit Frau S. Sie erzählt dann ein bisschen aus dem Alltag und bekommt Korrekturhinweise von ihr.
In meiner Zeit war Therapie natürlich noch ganz anders: zwei Mal die Woche hin und dann zuhause ordentlich üben."

„Wie läuft es mit seinen Freunden?" – „ Er ist mit zwei Jungs befreundet. Das sind Zwillinge. Die sind auch in logopädischer Behandlung wegen anderer sprachlicher Auffälligkeiten. Da fällt es also überhaupt nicht auf. Zwei Kinder aus seiner Nachmittagsgruppe sind auch mit ihm befreundet. Da ist das alles noch gar kein Problem. Die poltern einfach drüber weg. Sehr, sehr entspannt. Vielleicht ist es hier bei uns in der Kleinstadt alles etwas entspannter", überlegt er.

Ich komme noch mal auf den Elternworkshop zu sprechen. Er erzählt: „Meine Frau war nicht mit zu diesem Workshop. Sie hat mehr Kontakt zur Therapeutin. Dieser Workshop hat mir noch mal etwas die Sorgen genommen. Obwohl ich denke, dass wir bei einer guten Therapeutin sind und bis jetzt alles richtig gemacht haben, bleibt eine gewisse Angst da. Es ist immer hilfreich, mit anderen zu sprechen. Für mich war zwar vieles nicht neu, trotzdem gab es interessante aktuelle Zahlen und Fakten. Für Eltern, die keine Vorgeschichte haben sind diese Treffen Gold wert."

„Haben Sie noch eigene Ziele was Ihr Stottern angeht? Einen Bedarf etwas zu ändern?" –„Ich bin momentan relativ flüssig. Es gibt jedoch gewisse Situationen, wenn ich mit Menschen spreche, von denen ich denke, dass sie mir überlegen sind. Da komme ich sofort stärker ins Stottern. Keine Ahnung, woran das liegt. Es wird einen Grund haben und diesen Grund würde ich gern angehen."

„Was können Sie anderen Eltern mit auf den Weg geben?“ – „Ich finde es sehr wichtig, dass das lockere Stottern erhalten bleibt. Ich würde zwar schon früh beim Kind eine Therapie anfangen, aber ohne Druck. Wie auch immer es möglich ist, es sollte das entspannte Stottern erhalten bleiben. Ich stelle auch als Erwachsener fest, dass man mit einem lockeren Stottern sehr gut durchs Leben kommen kann. Man kann das ganze Gespräch komplett in der Hand haben.
In meiner letzten Therapie hatte ich ein tolles Erlebnis. Wir sind mit Pseudostottern in die Kosmetikabteilung eines Kaufhauses gegangen. Für mich sind diese bornierten, gestylten Kosmetikverkäuferinnen ein totaler Albtraum. Mir ist es früher passiert, dass ich in so einer Situation gestottert habe und nach unten geschaut habe. Als ich wieder hoch schaute, war die Verkäuferin einfach weg. Seitdem ist es ein Grauen für mich, in solche Läden zu gehen. Wir sind dahin gegangen, haben entspannt gestottert und den Blickkontakt gehalten. Das gibt einem ein machtvolles Gefühl. Das habe ich so noch nicht gekannt. Das Gegenüber hat keine Chance auszuweichen. Beim Pseudostottern falle ich nicht ins Unkontrollierbare.“

„Wie sprechen Sie mit Fabian über sein Stottern?“ – „Wir loben ihn. Das ist Teil seiner Therapie. Wenn er flüssig gesprochen hat, sagen wir: ‚Hey, das hast du gerade ganz toll gesprochen. Auch die schwierigen Worte und den ganzen Satz! Hervorragend!‘ Auf diese Art und Weise sprechen wir mit ihm und falls es mal ein starker Block war, dann sagen wir: ‚Mensch, das war jetzt aber ein richtig schweres Wort.‘ Wir zeigen ihm immer: Ja, da ist was, aber es ist kein Problem. Es fällt niemand in Panik, weil du stotterst. Das Kind guckt auf die Eltern, wie die Eltern agieren. Das wirkt sich unmittelbar aus. Darum ist es sehr sinnvoll, die Eltern mit in die Therapie einzubeziehen.“

„Kommt er mit Fragen oder Erlebnissen mit dem Stottern zu Ihnen?“ – „Das macht er eher bei meiner Frau. Das liegt daran, dass sie die Kinder abends ins Bett bringt. Ich kümmere mich morgens um die Kinder und bringe sie in die Schule. Meine Frau ist abends dran. Da ist dann Zeit für so was. Er hat schon mal gesagt: ‚Heute ist mir das Sprechen schwer gefallen.‘ Aber das kommt nicht oft vor. Andere Dinge sind wichtiger.“
Ihm fällt noch ein: „Als ich in der Therapie war und zuhause Pseudostottern geübt habe, hatte ich zwei oder drei Mal das Gefühl, dass Fabian diese Art zu Sprechen auch irgendwie übernimmt. Ich bin mir nicht ganz sicher. Ich habe den Kindern viel vorgelesen. Das war für mich eine schöne Übung und ich hatte ein dankbares Publikum. Die konnten nicht weglaufen, weil sie an der Geschichte interessiert waren.
Ich sage auch manchmal zu ihm: ‚Ich habe auch meine Probleme beim Reden. Ich stottere auch.‘ – Es ist alles relativ offen bei uns und es wirkt auch nicht so, als ob er sich nicht traut, etwas zu fragen.“

Ich frage ihn noch, was er aufgrund seiner Erfahrung an Eltern weitergeben möchte. Martin Wilke überlegt kurz und sagt: „Ein stotterndes Kind sollte möglichst normal behandelt werden. Ich weiß noch, wie ich mich gefühlt habe, als ich in den Sprachheilkindergarten kam – wie ein Aussätziger. Ich musste jeden Tag mit dem Bus über die Dörfer gefahren werden. Dort waren ganz andere ‚Kerle' als ich, mit ganz anderen körperlichen Beeinträchtigungen. Und das alles nur um zwanzig Minuten am Tag mit einem Therapeuten zu sprechen. In meiner Erinnerung war ich mit dem Therapeuten immer nur Schokoladeneis essen.
Ich war heilfroh, als meine Eltern entschieden hatten, dass ich in eine normale Schule gehen soll. Sie haben dem Druck von diversen Lehrern standgehalten, die vielleicht das Klassenziel in Gefahr sahen oder was auch immer. Meine Eltern blieben hartnäckig und haben gesagt: ‚Er wird das schon schaffen.' Das finde ich sehr wichtig, weil es einem ein Gefühl von Normalität gibt. So war es jedenfalls bei mir.
Oberstes Ziel ist natürlich, das Stottern loszuwerden – das ist ganz klar. Aber wenn es halt da ist, ist mein Ziel, das Stottern möglichst locker zu halten und möglichst offen damit umzugehen."

Infotext: Wie wird Stottern in der Gesellschaft gesehen und wie können Eltern ihre Einstellung zum Stottern ihres Kindes positiv entwickeln?

Kaum eine Sprechstörung ist so klischee- und vorurteilsbehaftet wie das Stottern. Sei es in der Literatur, in Filmen oder Witzen, nahezu überall wird der Stotternde als eher schüchtern, nervös, verklemmt oder psychisch auffällig dargestellt.
Mit dieser negativen Einstellung Stotternden gegenüber, die über die Medien transportiert wird, sehen sich auch Eltern stotternder Kinder konfrontiert. Stottert ein Mensch in einem Film, dann meist in einer für ihn emotional belastenden Situation. Das Stottern wird als dramaturgisches Mittel eingesetzt, um einerseits eine bestimmte Persönlichkeit eines Menschen zu zeichnen, andererseits um die psychische Verfassung, in der sich diese Person befindet, zu verdeutlichen und herauszustellen. Vor diesem Hintergrund ist es nicht verwunderlich, dass sich das Vorurteil, Stottern habe psychische Ursachen, hartnäckig hält. Da das Stottern meist zeitgleich mit einem Ereignis, das sich in der Familie zuträgt, in Erscheinung tritt, sehen sich Eltern stotternder Kinder häufig als Verursacher und werden auch von ihrem sozialen Umfeld als solche erachtet. Dass dem nicht so ist, wurde auf S. .... beschrieben.

Eltern stotternder Kinder können diesen Vorurteilen nur dann erfolgreich begegnen, wenn es ihnen gelingt, ihre eigene Einstellung zum Stottern ihres Kindes entsprechend zu entwickeln. Eine grundlegende Voraussetzung dafür ist, dass sie durch gezielte Aufklärung und Beratung zu Experten werden. Sie wissen und verstehen, weshalb ihr Kind stottert, dass weder sie noch gegebenenfalls die familiären Umstände daran Schuld sind und wie sie damit umgehen können. Sie machen die Erfahrung, dass, wenn sie gelassener und entspannter werden, sich dies positiv auf das Kind und sein Stottern auswirkt. Sie haben das nötige Wissen, um das Umfeld aufklären zu können, auch im Hinblick auf sprachtherapeutische Maßnahmen. Denn eine weitere günstige Voraussetzung für eine Einstellungsänderung ist, dass die Eltern im Rahmen der Therapie zu Co-Therapeuten für ihr Kind werden. So sollten sie am Therapiegeschehen beteiligt sein. Dies bedeutet in Abhängigkeit vom jeweiligen Therapieansatz (s. S. 74 Therapiemethoden), dass auch sie, wie ihr Kind, das weiche und lockere Stottern lernen oder eine andere Sprechtechnik anwenden.

In der Folge erfährt das Kind, dass es Eltern hat, die sich nicht schämen, dass es stottert. Auch sehen sie, dass sie offen über das Thema sprechen und sich nicht scheuen, selbst das Stottern in den Mund zu nehmen und die Wörter hüpfen zu lassen. Diese Eltern demonstrieren, dass es kein Manko ist zu stottern, und dass sie Ihr Kind so akzeptieren und lieben, wie es ist. Kinder, die einen solchen Umgang erfahren, können sich zu selbstbewussten Menschen und Sprechern entwickeln, die ihren Lebensweg meistern, auch wenn sie noch stottern sollten. Je mehr es solche erwachsene, selbstbewussten stotternden Menschen gibt, um so größer ist die Chance, dass auch die Gesellschaft ihre Vorurteile begräbt.
Glücklicherweise leben wir in einer Zeit, in der Behinderungen jeglicher Art im Zeichen der Inklusion thematisiert und kein Tabu mehr sein müssten. Und dazu gehört auch das Stottern. Der Film „The King's Speech" über den stotternden britischen König George VI, hat schon sehr viel dazu beigetragen, dass das Stottern in der Gesellschaft an „Ansehen" gewonnen hat.

„Die Menschen neigen dazu, das, was sie nicht verstehen, nicht zu akzeptieren."

Familie Schultz lebt in einem kleinen Ort im nördlichen Niedersachsen. Irina Schultz holt mich vom Bahnhof ab. Als wir durch die Gartenpforte das Grundstück betreten, wässert ihr Vater die Pflanzen und grüßt uns freundlich. Vater und Tochter sprechen russisch miteinander. Irina Schultz ist vor 20 Jahren als junge Frau nach Deutschland gekommen. Sie stammt aus einer Stadt im russischen Uralgebirge. Ihre beiden Söhne Simon und Boris sind siebzehn und acht Jahre alt. Boris, der Kleine, stottert.

Im Eingangsbereich fallen mir farbenfrohe Wandmalereien auf. Frau Schultz sagt stolz: „Das hat mein Vater gemalt. Er kann das einfach sehr gut." Ihre Eltern leben halb in Weißrussland und halb in Deutschland. Zwei Mal im Jahr kommen sie für jeweils drei Monate zu Besuch. Dann wohnen sie in der unteren Etage des Hauses. „Es ist leider nicht möglich, dass sie für immer nach Deutschland kommen dürfen", sagt Frau Schultz betrübt. Gerne würde sie ihre Eltern nach Deutschland holen.
„Mein Mann ist Deutscher. Die Kinder wachsen zweisprachig auf", erzählt sie als wir oben im Wohnzimmer am Tisch sitzen. Die Einrichtung ist in hellen, freundlichen Farben gehalten und auch hier zieren Blumenmotive die Wände.
Kurze Zeit später kommt Thorsten Schultz von der Arbeit und setzt sich zu uns. In der Küche wird leise russisch gesprochen und es blubbert etwas auf dem Herd. Die Mutter von Frau Schultz kocht ein Abendessen.

Thorsten Schultz erzählt: „Boris geht jetzt in die dritte Klasse. Der Große ist schon 17 Jahre alt. Es gibt ab und zu ein bisschen Knatsch zwischen den beiden. Das ist bei Geschwistern wohl normal." Er schmunzelt und fährt ernster fort: „Der Große ist manchmal sehr abweisend und lässt den Kleinen nicht so richtig rankommen, wenn der ihn mal drücken will. Manchmal verstehen sie sich dann wieder prächtig."
Frau Schultz holt für uns gefüllte Teller aus der Küche. Boris isst unten bei den Großeltern. Beim Essen fängt sie an zu erzählen:

„Anfangs haben die Erzieher gesagt, das Stottern könne durch die Zweisprachigkeit bei uns kommen. Das hatten wir auch überlegt. Heute denke ich, dass es vererbt worden ist." Er wirft ein: „Man hat uns gesagt, dass es nichts bringt, nach den Auslösern zu suchen." Sie fährt fort: „Der Große ist auch zweisprachig aufgewachsen. Er stottert nicht. Es gibt ja Tausende von Kindern, die zweisprachig aufwachsen und die nicht stottern. Unsere Logopädin hat uns später auch gesagt, dass es nicht damit zusammenhängt." Der Vater sagt: „Man ist als Eltern natürlich doch verunsichert und überlegt alles Mögliche."

Sie fährt fort: „Nachdem Boris angefangen hatte zu stottern, hat mir meine Mama erzählt, dass ich als Kind auch gestottert hätte. Ich wusste das gar nicht mehr. Und jetzt, wo ich es weiß, habe ich das Gefühl, dass ich nach wie vor stottere. Ich habe das Gefühl, es gibt noch immer gewisse Vermeidungsstrategien, die ich mir mal beigebracht habe. Wenn ich aufgeregt bin, rede ich manchmal gar nicht." Ich erwähne, dass manche Stotternde durchaus auch viel reden. Herr Schultz sagt: „Ja, Boris erzählt auch viel." Sie erzählt weiter: „Manchmal bleibe ich stecken ... Thorsten sagt, das wäre alles Quatsch. Aber ich weiß es nicht. Vielleicht ist es irgendwo bei mir noch geblieben."
Thorsten Schultz sagt: „Mein Bruder soll auch gestottert haben. Ich kann mich nicht mehr daran erinnern. Er ist 14 Jahre älter als ich, und als das gewesen ist, war ich noch gar nicht auf der Welt oder noch sehr klein." Sie: „Wir haben über unsere Großeltern erfahren, was wir vorher gar nicht wussten. Also ist es definitiv bei uns genetisch bedingt. Als ich zirka zwei oder drei Jahre alt war, hat es bei mir angefangen. Meine Mutter ist bei der Gartenarbeit von einem Frosch angesprungen worden und hat sich sehr erschreckt. Sie hat geschrien. Danach habe ich eine Zeit lang überhaupt nicht mehr gesprochen. Meine Mutter hat erzählt, dass man mir damals Tabletten gegen Schizophrenie gegeben hat. Die hätten geholfen. Sie wusste noch den Namen von diesem Medikament. Ich habe auch wegen Boris nach diesen Tabletten gesucht, weil sie mir damals geholfen haben, aber ich habe sie nicht mehr gefunden.
Bei Boris gab es keine auslösende Situation. Ich kann nicht sagen, woran es liegen könnte oder wodurch es gekommen ist."

Ich frage: „In welchem Alter hat es angefangen?" – „Mit drei Jahren hat er angefangen zu stottern. Ich habe immer versucht, russisch mit ihm zu sprechen. Am Abend und am Wochenende hat mein Mann deutsch mit ihm gesprochen. Deshalb dachten wir erst, dass es daran liegen könnte. Wenn wir ihn aufgefordert haben, es zu wiederholen, hat er beim zweiten Mal nicht gestottert. Egal, ob in Russisch oder in Deutsch. Es war in beiden Sprachen gleich.
Das Stottern wurde dann immer stärker und wir haben uns Sorgen gemacht. Eines Tages wollte er im Kindergarten nicht mehr ‚Guten Morgen' sagen, um nicht zu stottern. Boris hat immer gern und viel erzählt. Darum war es dann besonders schrecklich."

Thorsten Schultz sagt: „Er wollte eine Zeit lang gar nicht in den Kindergarten gehen. Damals hat er vorgeschoben, Bauchschmerzen zu haben. Wenn meine Schwiegereltern hier waren, haben sie ihm das durchgehen lassen und er ist zuhause geblieben." Seine Frau überlegt: „Man bekommt ja tatsächlich Bauchschmerzen, wenn man sich vor etwas fürchtet. Das schlägt auf den Magen, sagt man.
Die Erzieherin hat damals gesagt: ‚Sie müssen zur Logopädin Frau M. gehen'. Sie sagte auch: ‚Sie müssen sich damit abfinden, dass es so bleiben kann'. Frau M. ist

eine sehr gute Logopädin, die sich auf das Stottern spezialisiert hat. Leider war sie zu der Zeit krank und wir mussten erst mal zu einer anderen gehen. Später sind wir doch noch zu Frau M. gekommen und sind bis heute bei ihr."

Er sagt: „Ich habe damals nicht erfahren, dass Boris gehänselt worden wäre. Er hat nichts davon erzählt und die Erzieherinnen auch nicht. So ganz genau wissen wir es eben nicht. Eigentlich gibt es ja immer irgendwelche Kinder, die hänseln. Kinder können grausam sein."
Sie: „Für Boris war es gut, dass er mit den gleichen Kindern aus dem Kindergarten in die Schule gekommen ist. Sie kannten ihn schon und das Stottern gehörte dazu. Andere Jungs aus einer höheren Klasse haben zu ihm gesagt, er solle erst mal richtig sprechen lernen, bevor er in die Schule geht. – Das war für ihn sehr schlimm. – Deswegen ist eine Aufklärung auch bei den Kindern ganz wichtig. Wenn sie wissen, was los ist, würden sie nie so etwas Dummes sagen. Die Schulleiterin hat gesagt, dass sie darauf achten wird, dass so etwas nicht mehr vorkommt. Boris hat dann auch nie wieder etwas Ähnliches erzählt.
Ich fand es damals sehr gemein, weil es eigentlich gerade gut lief. Und dann kommt ein Blödmann und sagt so etwas und schon ist es wieder schwierig. Die Kleinen schauen zu den Großen auf, deshalb ist es besonders schlimm, wenn die Großen so etwas sagen."

Mir fallen viele gerahmte Familienfotos auf, die im Regal stehen. Die beiden Söhne im unterschiedlichen Alter. Natürlich steht dort auch eine für Russland typische ‚Matrjoschka'. In der bunt bemalten Holzpuppe befinden sich ganz viele immer kleiner werdende Puppen.

Irina Schultz erinnert sich: „Damals haben alle gesagt: ‚Tun Sie so, als ob alles in Ordnung ist.' – Das war für mich das Schlimmste. Mein Sohn bleibt stecken. Er kann nichts sagen – und ich muss so tun, als ob alles gut ist. Ansonsten würde ich ihm Angst machen, sagten sie. Das war für mich persönlich sehr schwierig. Ich hatte ein Gänsehautgefühl und meine Haare haben sich aufgestellt. Ich wollte irgendetwas tun und ihm etwas sagen. Mir lag so viel auf der Zunge. Aber ich musste so tun, als ob alles gut wäre. Ich dachte: Das geht doch gar nicht. Das kam mir vollkommen falsch vor. Als wir dann endlich zu Frau M. gekommen sind, sagte sie: ‚Mein Gott, der ist doch nicht doof! Der merkt doch, was mit Ihnen los ist! Das brauchen Sie nicht so zu machen.' Da ist mir richtig ein Stein vom Herzen gefallen."

Ihr Mann sagt: „Der Workshop für Eltern in Hamburg hat uns da sehr viel geholfen."
„Ja", sagt sie. „Ab dem Workshop hat sich bei mir viel verändert. Dort habe ich einen erwachsenen Menschen kennengelernt, der stottert. Er stand vor uns und hat erzählt. Er hat nicht stark gestottert, es war eher so, als hätte er ein leichtes Kratzen im Hals.

Ich habe gar nicht gesehen, dass er stottert. Ich habe gedacht: ‚Der kommt klar in seinem Leben, auch wenn er Stotterer bleibt, kommt er trotzdem klar.' Das hat mich sehr beruhigt. Bis dahin hatte ich einfach nur Panik.
Klar, ich hatte mich damit abgefunden, dass es bei Boris so bleiben könnte. Trotzdem wollte ich aufwachen und es ist weg." Thorsten Schultz räuspert sich und schaut etwas irritiert. Sie betont noch mal: „Ja, es ist so bei mir."

„Wie ist es dann weitergegangen?", will ich wissen. Sie antwortet: „Heute ist es viel leichter, weil es sprachlich besser geworden ist. Im Moment bin ich zufrieden so wie es ist." Er ergänzt: „Wir haben jetzt von unserer Logopädin die Werkzeuge bekommen und wissen, was wir machen können. Das hilft uns natürlich sehr. Wir sprechen offen in unserer Familie über das Stottern, wenn er dabei ist. Das haben wir auch im Workshop gelernt. Dort wurde uns gesagt, dass es das Schlimmste wäre, das Stottern in der Familie zum Tabuthema zu machen."
Sie: „Es gibt einfach auch mal blöde Tage, da hilft nur Kuscheln. Aber auch dann wissen wir, es ist insgesamt besser geworden. Das hilft uns sehr."

„Wie geht sein Bruder mit dem Stottern um", frage ich. Der Vater sagt: „Er akzeptiert es. Da gab es nie ein Problem. Es ist ganz normal für ihn. Wenn sie sich kabbeln, dann geht es nicht um das Stottern. Da habe ich noch nie etwas mitbekommen." Sie ergänzt: „Boris kann sich bei seinem großen Bruder ganz gut durchsetzen." Beide lachen. „Wir sind uns einig, dass es besser für die Brüder ist, sich auch mal zu streiten als sich zu schonen." Sie sagt: „Auch für den Großen ist das wichtig. Der ist bis zu seinem neunten Lebensjahr ein Einzelkind gewesen und verwöhnt worden. Er musste lernen, sich mit seinem Bruder zu arrangieren."

Irina Schultz spricht mit einem russischen Akzent. Meistens spricht sie sanft und ernst, aber doch entschieden und selbstbewusst. Sie arbeitet als Schneiderin in einer Halbtagsstelle und auch zuhause schneidert sie für andere.

„Wie waren die Reaktionen in ihren Familien?", frage ich. Sie antwortet: „In der Familie haben sie es so hingenommen, helfen konnten sie nicht. Für die meisten ist es unbekannt. Sie wissen nicht, was man tun kann, und halten sich zurück.
Ich habe mich geschämt, weil ich dachte: Es ist mein Kind, also habe ich es provoziert." Herr Schultz grummelt: „Na ja ..." Sie bekräftigt: „Es ist so bei mir. Ich habe gedacht, ich habe irgendwas versaut."
Sie fährt fort: „Dein Papa hat gesagt: ‚Das kennen wir von deinem großen Bruder. Da braucht man nur ein bisschen Ruhe, dann wird das schon kommen.' Meine Mama hat zu mir gesagt: Bei dir war das damals soundso und das Medikament hat dir geholfen. Such mal nach diesem Medikament. – Es reagiert ein jeder so, wie er von Natur aus gebaut ist. Mein Papa ist ein Beobachter und Schweiger. Der guckt und denkt

und macht sich ein Bild. Er hört zu, was man erzählt. Meine Mama sucht dann im Internet und versucht etwas zu unternehmen. Unser Kinderarzt hat gesagt: ‚Abwarten und keinen Druck machen. Dann wird es besser.' Später hatten wir dann natürlich Frau M., unsere Logopädin, erst dann wurde vieles besser.
Ich glaube, wenn ich nach wie vor so angespannt wäre, wäre es alles immer noch schwieriger." Herr Schultz nickt zustimmend.

Sie fährt fort: „Ich musste das alles erstmal für mich akzeptieren. Ich konnte anfangs nicht darüber reden. Es war mir so peinlich.
Wir waren einmal zusammen mit anderen Müttern und Kindern in einem Freizeitpark. Da kam eine Mutter auf mich zu und fragte: ‚Was ist bei euch los? Ist etwas passiert? Warum ist das so? Was macht ihr?' Ich war total überfordert und dachte: So ein Mist. Ich habe versucht ihr zu erklären, dass das Stottern genetisch bedingt ist und es nur einen Auslöser braucht, um auszubrechen. Wir hätten nichts falsch gemacht. – Ich weiß, dass sie es nicht böse gemeint hat, aber es war eine ganz schwierige Situation für mich. Ich weiß natürlich, dass es besser war, sie ist auf mich zugekommen und hat mit mir gesprochen, als wenn sie zu anderen gesagt hätte: ‚Was sind das für Menschen? Was ist bei denen los?' Aber es war damals überhaupt nicht schön für mich. Ich habe noch viel Zeit gebraucht, um mich hinzustellen und zu sagen: ‚Ja, es ist so.'"

„Was hat Ihnen in dieser Zeit geholfen?" frage ich. Lachend antwortet sie: „Dieser Mensch in Hamburg. Dieser erwachsene Stotterer in dem Workshop. Er war ein gut aussehender großer Mann und hat von seiner Kindheit und Jugend erzählt. Er arbeitet bei einer Zeitung. Das hat mich sehr beeindruckt. Seine Kinder haben auch mit dem Stottern angefangen." Thorsten Schulz: „Dieser Mann hat aus seinem Leben erzählt, wie er mit dem Stottern umgegangen ist und dass er jetzt ganz gut damit leben kann. Er hat sich damit abgefunden und hat seine Strategien entwickelt. Da ist meine Frau dann ruhiger geworden und hatte nicht mehr diese schlimme Panik."
Sie: „Wenn im Fernsehen etwas über das Stottern berichtet wird, stellen sie es immer sehr extrem dar. Das finde ich erschreckend und traurig. In manchen Sendungen wird gesagt, dass es eine Technik gibt, mit der das Stottern weggeht. Danach kommen Bekannte auf uns zu und sagen: ‚Hast du das gesehen? Das ist ja toll?' Aber irgendwann sieht man, dass es nicht allen was gebracht hat. Ich finde das sehr traurig und nicht gut. – Aber da in Hamburg sitzt plötzlich ein Erwachsener, der damit klar kommt und darüber spricht und manchmal noch etwas stottert. Dann ist alles in Ordnung."

Ich frage: „Was haben Sie in der Schule für Erfahrungen gemacht?" Frau Schultz sagt: „Die Lehrer akzeptieren das Stottern zwar, aber sie wissen nichts darüber. Scheinbar sind sie an Informationen nicht sehr interessiert. Ich habe die Visitenkarte unserer

Logopädin abgegeben, aber sie wurde nicht eingeladen. Auch die Förderlehrerin hat kein Gespräch mit ihr gesucht.
Im letzten Schuljahr hat mich die Klassenlehrerin gefragt, wie sie damit umgehen soll, wenn Boris stottert. Ich habe ihr gesagt, dass sie die Worte hüpfen lassen soll. Sie fragte nach, ob sie ihn durch die Klasse hüpfen lassen soll. ‚Nein, das nicht', habe ich gesagt. Ich habe gemerkt, dass die Lehrer gar nichts darüber wissen.
Der neuen Klassenlehrerin habe ich bei der Elternversammlung gesagt, dass Boris stottert. Sie sagte, die Förderlehrerin hätte es ihr schon gesagt, im Unterricht wäre es ihr noch nicht aufgefallen."

Ich frage, ob Boris im Unterricht eher zurückhaltend ist? – „Er redet zwar gerne, aber nicht im Unterricht. Da traut er sich nicht. Vielleicht will er auch nicht stören? Er ist gut erzogen", überlegt sie. „Das glaubst du", sagt ihr Mann. „Jedenfalls sagt er im Unterricht nicht viel. Warum auch immer."
„Wie spricht er mit seinen Freunden?" – „Er hat viele Freunde und ist oft verabredet, mal bei uns oder auch bei den anderen zuhause. Sie kennen sich schon vom Kindergarten", sagt sie. Er ergänzt: „Wenn die zusammen spielen, fällt es eigentlich gar nicht auf. Bei ihren Computerspielen reden die sowieso keine zusammenhängenden Sätze."

Sie überlegt: „Von einer Bekannten stottert auch der große Sohn. Die sagte: ‚In den Ferien stottert er gar nicht, nur in der Schule.' Das ist bei Boris aber nicht so. Er stottert auch in den Ferien. Es kommt eher in Schüben. Es gibt Tage, da ist es wenig und dann wieder andere, da denkt man, was ist jetzt wieder los? Und dann wird es wieder besser. Ich glaube, es ist so, dass er wächst und dann wächst etwas anderes nach, und dann kommt es zu Stufen in der Entwicklung. – Ich suche immer nach Erklärungen. Manchmal denke ich: Was hat er heute gegessen?" Wir müssen alle darüber lachen.

Ich frage: „Waren Sie auch bei der Therapie mit einbezogen?" – „Ja, zum Beispiel haben wir ‚flüssige Wörter' gesammelt oder wir haben das ‚Hüpfen' geübt. Und wir haben das Silbensprechen gemacht. Wir haben viel zusammen gelesen und kurze Gedichte auswendig gelernt. Das macht Boris auch Spaß. Er konnte Gedichte aufsagen, ohne steckenzubleiben. Jetzt, wo es entspannter ist, machen wir nichts mehr. Frau M. sagt, wenn es so entspannt ist, sollte man gar nichts tun."

„Was macht er gern oder besonders gut?" – „Er ist ein kleiner Strahlemann. Er kann sich wahnsinnig freuen." Der Vater sagt: „Er ist gut bei den Computerspielen. Aber das ist ja eigentlich nicht so toll. – Er malt ganz gern." „Ja, manchmal kommt er und möchte malen. Dann braucht er auch den Computer nicht", sagt sie. Thorsten Schultz fällt plötzlich ein: „Gestern wollte er schnitzen." „Er hat wirklich viele Interessen und ist schnell zu begeistern", sagt sie.

Ich frage nach den schulischen Leistungen. Herr Schultz sagt: „In den ersten beiden Schuljahren hatten wir noch keine Benotung. Ich denke, er ist ganz gut. Wir machen uns keine Sorgen. Nur unter ‚Sozialverhalten' stand ‚Entspricht den Anforderungen'. Das ist nicht so gut." Sie fährt fort: „Ich war im letzten Jahr darüber enttäuscht und habe die Lehrerin gefragt, was denn besser sein müsste, um in dem Bereich gut zu sein. Sie sagte, dann müsste das Kind sich für andere einsetzen oder beim Streit schlichten. Ich finde, das ist für ein Kind in dem Alter ein hoher Anspruch. Das war in Russland nicht so streng."
Dem Vater fällt noch ein: „Boris kann gut rechnen. Da muss man einfach abwarten, wie es sich entwickelt."

Ich erkundige mich noch mal nach der Zweisprachigkeit. „Gibt es einen Unterschied, wie er jetzt im Deutschen oder Russischen spricht?" Irina Schultz: „Er spricht sehr wenig russisch. Wenn meine Eltern da sind, spricht er es etwas mehr. Aber das Deutsche ist seine Muttersprache. Beim Stottern gibt es keinen Unterschied in den beiden Sprachen. Sein großer Bruder schaut sich manchmal russische Filme an. Das macht Boris nicht. Er versteht dann vieles gar nicht."

„Was löst die Vorstellung in Ihnen aus, dass Boris ein Leben lang stottern könnte?" – „Wenn es so bleibt wie jetzt, kann ich damit leben. Dass es schlimmer werden könnte, darüber will ich nicht nachdenken." Der Vater sagt: „Für mich ist es wichtig, dass er damit klar kommt. Egal ob er viel oder wenig stottert." Sie erwidert: „Was nutzt es denn, wenn er damit klar kommt, aber die anderen nicht." Ich bringe ein: „Meine Erfahrung ist, dass es ein großer Unterschied auch für die anderen ist, ob man selbst mit dem Stottern klar kommt und wie man damit umgeht."
Nach einer kurzen Pause spricht Frau Schultz weiter: „Ich habe mir auch vor Jahren schon immer gesagt: ‚Es ist keine Krankheit. Er ist ansonsten ein gesunder Mensch."
Herr Schultz sagt: „Es ist bei ihm nie so ganz schlimm gewesen. Wenn man wirklich lange braucht, um ein Wort rauszubekommen, dann ist das im Leben schwierig. Man kann sich nicht vorstellen, einen Beruf damit auszuüben oder eine Freundin zu bekommen. Aber so, wie es bei ihm jetzt ist, habe ich keine großen Sorgen, dass er im Leben zurecht kommt."

„Reden Sie mit Boris über sein Stottern?" – „Ja, schon. Aber er kommt nicht von sich aus und spricht es an. Er weiß, dass es andere gibt, die stottern und dass es einen bekannten Film gibt, in dem jemand stottert. Der Bruder von seinem Freund stottert auch. Aber er spricht von sich aus nicht über sein Stottern mit uns." Der Vater überlegt: „Ich weiß nicht, ob er es verdrängt oder ob er da überhaupt nicht drüber nachdenkt."
Irina Schultz: „Ich habe den Eindruck, dass er im Moment wirklich so damit klar kommt, wie es jetzt ist. Er geht gern in die Schule. Er lebt sein Leben. Er redet spontan,

ohne vorher nachzudenken. Wie es in ein paar Jahren sein wird, das wissen wir nicht." Thorsten Schultz: „Ich geh gelassen damit um. Es gibt viel schlimmere Dinge. Es ist grad so gut, dass er schon längere Zeit nicht in logopädischer Behandlung war." Sie überlegen gemeinsam, wann Boris das letzte Mal bei Frau M. gewesen ist.

Boris schaut vorsichtig durch die Tür. Seine Mutter ruft ihn zu uns herein. Er setzt sich auf ihren Schoß. Sie reden über einen Drachen, den der Junge gerade bastelt und über die Hausaufgaben von heute.
Wir trinken Tee aus einem alten Geschirr mit Blumenmuster, das Irina Schultz in ihrer Jugend in Russland gekauft hat und das sie heute noch so gerne mag. Von ehemals sechs Tassen sind nur noch drei übrig.

Ich frage: „Was können sie anderen Eltern mit auf den Weg geben?" Sie sagt: „Ich kann ihnen nur wünschen, dass sie einen Menschen finden, der sie begleitet. So wie bei uns die Frau M. Sie hat nicht nur Boris geholfen, sie hat auch mir geholfen, damit klar zu kommen." Herr Schultz schaut nachdenklich: „Es ist schwierig, Ratschläge zu geben. Solche Appelle wie: ‚Habt keine Panik!' helfen auch nicht weiter." Sie ergänzt: „Ich kann anderen nur wünschen, dass ihr Kind von allen so angenommen wird wie es ist, ohne Vorurteile. Ohne den Teufel an die Wand zu malen oder etwas zu unterstellen." Er sagt: „Es ist ja allgemein so, dass es gut wäre, andersartige Menschen so zu akzeptieren wie sie sind, egal ob sie stottern oder kleinwüchsig sind oder etwas anderes. Es sollte alles normal sein."

„Geht man in Russland anders mit solchen Dingen um?", frage ich. Sie antwortet: „Ich weiß nicht mehr, wie es damals als Kind bei mir war." Er sagt: „Das soziale System dort ist ganz anders. Wenn die Eltern kein Geld haben, bekommt man keine Hilfe, so wie es hier ist."
Irina Schultz: „Die Menschen neigen dazu, das, was sie nicht verstehen, nicht zu akzeptieren. Ich glaube, das ist egal in welchem Land. Alles was anders ist, wird ausgestoßen – so wie rothaarige Frauen als Hexen verbrannt wurden." Sie verdreht die Augen. Frau Schultz hat naturrotes Haar, Sommersprossen und hellgrüne Augen – eine typische Rothaarige. Das war in Russland verpönt und schwierig.

Wir sind fast am Ende unseres Gesprächs. Frau Schultz sagt abschließend: „Man bekommt vieles erst mit, wenn man selbst betroffen ist. Bevor Boris gestottert hat, habe ich in meinem Umfeld von keinem Stotternden gewusst, erst als wir darüber gesprochen haben, habe ich auch von anderen erfahren. Von meiner Arbeitskollegin stottert der Mann. Von einer Freundin stottert das Kind. Auch bei meiner Chefin stottert ein Freund.
Plötzlich waren es ganz viele Menschen. Bei einigen ist es weggegangen und andere haben es noch und haben trotzdem eine Familie und Kinder. Es ist gut zu wissen,

dass viele Stotternde ein ganz normales Leben führen, wenn man sie auch nicht persönlich kennt. – Wir werden sehen wie alles kommen wird. – Jeder hat seinen Stern", sagt sie hoffnungsvoll. Ihr Mann schließt mit den Worten ab: „Wir lassen es auf uns zukommen."

Infotext: Hört ein Kind wieder auf zu stottern?

Die Frage: „Hört mein Kind wieder auf zu stottern"? ist leider genauso schwer zu beantworten, wie die Frage nach den Ursachen. Fakt ist, dass, 60 – 80 % von allen stotternden Kindern wieder aufhören, also eine Remission erfahren. Mädchen erfahren eher eine Remission, als Jungen. Wie unter: „Wann spricht man bei Kindern von Stottern" (S. 30) erwähnt, beginnen 5 % aller Kinder zu stottern. Mädchen wie Jungen sind zunächst gleich oft betroffen. Jedoch erfahren Mädchen eher eine Remission als Jungen, so dass ein Verhältnis von 1 (Mädchen) zu 4 (Jungen) bleibt.
Abgesehen von der Tatsache, dass mehr Mädchen als Jungen aufhören zu stottern, weiß man im Vorwege jedoch nicht, bei welchen Kindern diese Remission eintritt. Bislang wurde nicht untersucht, ob diese Kinder Therapie erhalten haben oder nicht und bei welchen Kindern sich ein chronisches, lebenslanges Stottern entwickelt. Sicher ist, dass frühe Therapie eine Remission sehr günstig beeinflussen kann. Leider wird für stotternde Kinder häufig von den Kinderärzten noch immer viel zu spät Logopädie verordnet. Hat sich das Stottern erst einmal chronifiziert, so dass sich der Fuß des Eisbergs (s. S. 32) begonnen hat auszubilden, wird es schwerer, das Stottern erfolgreich zu behandeln und das eventuell entwickelte Vermeidensverhalten abzubauen.

Bundesvereinigung Stottern & Selbsthilfe e.V.

Informations- und Beratungsstelle Stottern

Die Bundesvereinigung Stottern & Selbsthilfe (BVSS) ist ein gemeinnütziger Verein, der sich seit 1979 für die Belange stotternder Menschen einsetzt. Dazu unterstützt die BVSS die lokalen Stotterer-Selbsthilfegruppen, arbeitet in Projekten an Themen wie „Generationenwechsel" und „Stottern und Beruf" und hat die einzige bundesweit Informations- und Beratungsstelle eingerichtet, an die sich jährlich vor allem auch zahlreiche Eltern stotternder Kinder wenden.

Die Bundesvereinigung Stottern & Selbsthilfe bietet bundesweit zahlreiche Hilfestellungen für Stotternde und ihre Angehörigen:
- Zentrale Informations- und Beratungsstelle
- Fachberatung zu Stottertherapie und Selbsthilfe
- Faltblätter und Broschüren, z. B. „Tipps zur Therapeutensuche"
- Bundesweites Verzeichnis der Stottertherapieanbieter
- Seminare, z. B. unser Familienseminar „Mein Kind stottert"
- Eltern-Netzwerk und Stotterer-Selbsthilfegruppen
- Bücher und Filme in unserem Fachverlag Demostehenes, darunter auch viele Bilderbücher sowie Comics und der Ratgeber „Mein Kind stottert – was nun?"

Umfassende Informationen über Stottern, aktuelle Seminartermine, eine Bestellfunktion für Flyer und Broschüren sowie den Weg zum Kontaktnetz, dem Forum und den Selbsthilfegruppen der BVSS finden Sie auf unserer Homepage, die Ihnen selbstverständlich auch weitere Einblicke in unserer Aufgaben und unsere Arbeit bietet. Schauen Sie doch mal vorbei – wir freuen uns auf Sie!

Bundesvereinigung Stottern & Selbsthilfe e.V.
Informations- und Beratungsstelle
Zülpicher Straße 58
50674 Köln
Telefon 0221 – 139 1106
info@bvss.de | www.bvss.de

Einladung zum Mitmachen

Erst durch das Engagement vieler Einzelner können wir unsere Aufgaben erfüllen und die Lebenssituation stotternder Menschen verbessern. Sie können uns dabei helfen, indem Sie zugunsten der Bundesvereinigung Stottern & Selbsthilfe e.V. spenden oder indem Sie Förderer oder Mitglied der BVSS werden.

Informationen unter *www.bvss.de/mitmachen* sowie gerne auch im persönlichen Gespräch unter Telefon 0221 – 139 1106.

Netzwerk für Eltern mit stotterndem Kind

Ein Angebote der Bundesvereinigung Stottern & Selbsthilfe e.V. (BVSS)

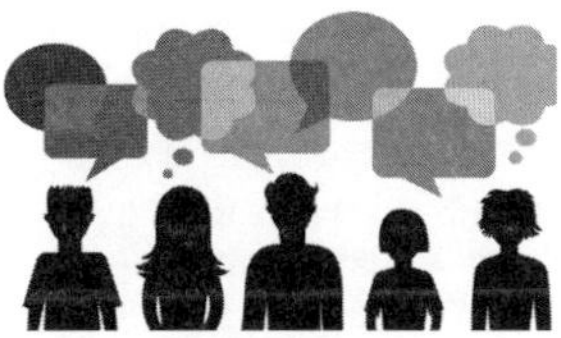

www.eltern.bvss.de

Wenn ein Kind stottert, berührt dies ganz selbstverständlich auch seine Eltern. Sie möchten sich mitteilen, Ihr Kind unterstützen und wissen, wie andere Familien mit der Situation umgehen und welche Erfahrungen sie gemacht haben – ein klassischer Fall von Selbsthilfe. Spezielle Selbsthilfegruppen für Eltern mit stotterndem Kind gibt es jedoch nicht. Um diese Lücke zu schließen hat die BVSS ein Onlinenetzwerk ins Leben gerufen: Über www.eltern.bvss.de kommen Sie mit anderen betroffene Familien in Kontakt und können sich vertrauensvoll austauschen.

Das Eltern-Netzwerk bietet Ihnen flexible Möglichkeiten, ganz unabhängig vom Wohnort und von festen Zeiten. Die Teilnahme ist kostenfrei und nach der einmaligen Registrierung können Sie alle Bereiche des Onlineportals nutzen. Sie können unter anderem ein Kontaktgesuch eintragen, um zum Beispiel gezielt Mütter und Väter mit gleichaltrigen Kindern anzusprechen oder um persönliche Treffen in Ihrer Region zu vereinbaren. Und für alle, die sich lieber nur online, in größerer Runde austauschen, beinhaltet die Plattform ein eigenes Forum. Themen, die Eltern mit stotterndem Kind besonders beschäftigten, stehen hier im Mittelpunkt: Von Kindergarten und Schule über Therapie bis zu den eigenen Emotionen und inneren Konflikten in Bezug auf Stottern.

Kontakt- und Beratungsstellen für Eltern stotternder Kinder

In einigen Städten gibt es Möglichkeiten der direkten Beratung für Eltern stotternder Kinder.

Dortmund

Die Kontakt- und Beratungsstelle für Eltern stotternder Kinder ist eine Einrichtung der Stadt Dortmund und arbeitet in Kooperation mit der TU Dortmund. Es besteht eine enge Zusammenarbeit mit dem Sprachtherapeutischen Ambulatorium. Die Anmeldung zur Beratung erfolgt direkt über die Kontakt- und Beratungsstelle unter der Rufnummer 0231–755 5212. Mo. und Fr. 10.00 bis 13.00 Uhr
Technische Universität Dortmund, Emil-Figge-Str. 50, 44227 Dortmund
www.fk-reha.tu-dortmund.de/zbt/de/spa/KundB/index.html

München

Falls Sie, liebe Eltern, den Verdacht haben, dass Ihr Kind stottert, empfehlen wir, nicht abzuwarten, sondern so früh wie möglich zu reagieren. Zur diagnostischen Abklärung und persönlichen Beratung können Sie gern einen Termin in unserer Beratungsstelle vereinbaren. Die Beratung in der Stotterberatungsstelle der LMU ist kostenlos. Sie findet nur nach vorheriger Terminvereinbarung statt:
089–2180 52 30 oder per E-Mail: stotter-beratungsstelle@edu.lmu.de
Stotterberatungsstelle der Ludwig-Maximilians-Universität
Leopoldstraße 13, Haus 3; Raum 3112, 1. Stock, 80802 München
www.edu.lmu.de/shp/ueber_uns/einrichtungen/stottern/

Hamburg

Der Hamburger Workshop für Eltern stotternder Kinder (HAWSK) ist ein Angebot des Qualitätszirkels Stottern in Hamburg in Kooperation mit dem Förderverein des Werner Otto Instituts.
Er findet ein- bis zweimal im Jahr für ein Wochenende statt.
Weitere Informationen finden sich unter: *www.hawesk.info*

Eine Auswahl von Büchern und Filmen aus dem Demosthenes-Verlag

Als Anerkennung für ihre Unterstützung gelten für Mitglieder und Förderer der BVSS ermäßigte Verlagspreise. Siehe unter www.bvss.de/shop oder fragen Sie uns.

Benni

Comics für Kinder und Jugendliche ab 9 Jahre

je 20 Seiten

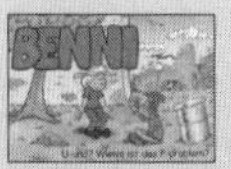

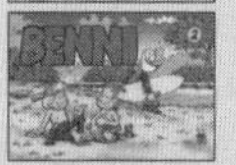

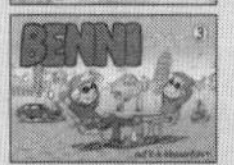

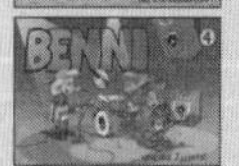

Benni: U-und? Wwwo ist das P-problem?
Benni 2: B-b-besser geht's nicht!
Benni 3: ... auf K-k-klassenfahrt!
Benni 4: ... und die Jjjjets!

Pfiffig und selbstbewusst meistert Benni die Tücken, die der Alltag eines 12-jährigen so mit sich bringt: Schule, Mädchen, Familie. Ach ja: Benni stottert – und wo ist das Problem? Der „Held" bietet stotternden Kindern eine Identifikationsfigur und hilft, die emotionale Seite des Stotterns zu bewältigen, und das ohne pädagogischen Zeigefinger.

Bundesvereinigung Stotterer-Selbsthilfe e.V. (Hrsg.)

Mein Kind stottert – was nun?

Ein Ratgeber für Eltern

2010, 120 Seiten / ISBN 978-3-921897-56-0

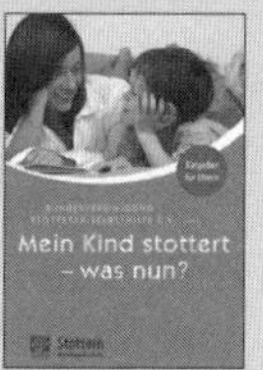

Was ist Stottern? Wie kann ich meinem Kind helfen? Wann ist professionelle Hilfe gefragt? Was für Therapieformen werden angeboten? Antworten auf genau diese Fragen gibt der Ratgeber „Mein Kind stottert – was nun?" Er ist damit ein wertvoller Begleiter für Mütter, Väter und Erzieher/innen. Basierend auf der langjährigen Beratungserfahrung der Bundesvereinigung Stottern & Selbsthilfe e. V. zeichnet sich der Elternratgeber durch seine Praxisnähe aus. Erfahrene Expertinnen geben onkrete Tipps und stärken die Handlungskompetenz der Leser/innen im Umgang mit stotternden Kindern.

Bundesvereinigung Stotterer-Selbsthilfe e.V. (Hrsg.)

Stottertherapie für Kinder

Ein Aufklärungsfilm für Eltern

2012, 90 Min. / ISBN 978-3-921897-69-0

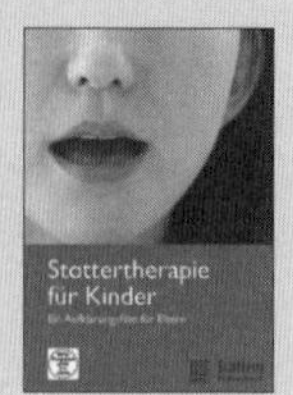

Der Film zeigt Ausschnitte und Momentaufnahmen aus Stottertherapien für Kinder. Er stellt exemplarisch drei so genannte „direkte Therapieansätze" vor und skizziert dabei die aktuellen therapeutischen Hauptrichtungen.
Der Film wendet sich primär an Eltern stotternder Kinder und zeigt ihnen, wie die drei Stottertherapien verlaufen können, wie Eltern in die Therapie ihres Kindes eingebunden sind und was sie selbst zum Therapieerfolg beitragen können. Ergänzt durch Interviews mit betroffenen Eltern sowie Therapeutinnen und Therapeuten vermittelt der Film einen unmittelbaren Einblick in den Therapiealltag.

Kerstin Weikert

Ich glaub' es hakt!
Infos rund ums Thema Stottern

Ein Ratgeber für Jugendliche

2011, 44 Seiten mit DVD 35 Min. / ISBN 978-3-921897-61-4

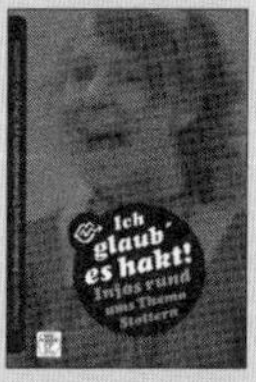

„Ich glaub' es hakt" und manchmal hakt es auch beim Sprechen. Aber, was ist überhaupt Stottern? Wie kann ich in der Schule und später in der Ausbildung oder im Studium mit meinem Stottern umgehen? Soll ich mit meinen Freunden über mein Stottern sprechen? Ist für mich vielleicht eine Therapie sinnvoll? Welche Hilfen gibt es sonst noch? Der Jugendratgeber regt dazu an, Probleme aktiv anzugehen. Er macht Mut, indem er zeigt, dass Probleme veränderbar sind. Er zeigt Hilfsmöglichkeiten auf und er ist vor allem auch Hilfe zur Selbsthilfe.

Michael Decher

Therapie des Stotterns

Ein Überblick über aktuelle Therapieansätze für Kinder, Jugendliche und Erwachsene

2011, 112 Seiten / ISBN 978-3-921897-62-1

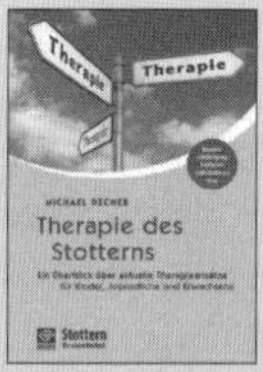

Wer für sich oder für sein Kind eine Stottertherapie sucht, sieht sich einem vielfältigen Angebot gegenüber. Die Wahl des „richtigen" Therapieangebots und die Suche nach einer qualifizierten Therapeutin oder einem Therapeuten können da schnell zu einem echten Problem werden. Dieser Ratgeber soll dabei helfen, für stotternde Kinder, Jugendliche und Erwachsene eine individuell passende und empfehlenswerte Therapie zu finden. Das Buch informiert über aktuelle therapeutische Konzepte und Methoden, es klärt über Fragen zur Kostenübernahme auf und gibt einen Überblick über die Arbeit der Stotterer-Selbsthilfe. Nicht zuletzt werden Hinweise gegeben, woran sich Therapieerfolge in der Behandlung des Stotterns messen lassen.

Georg Thum

Stottern in der Schule

Ein Ratgeber für Lehrerinnen und Lehrer

2011, 112 Seiten / ISBN 978-3-921897-62-1

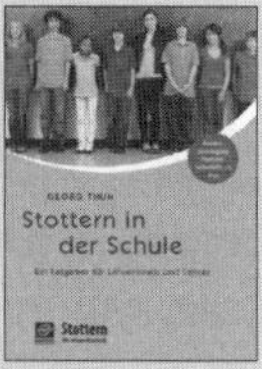

Bis zu fünf Prozent aller Kinder sind von Stottern betroffen. Speziell in der Schule kann die Sprechbehinderung zur extremen Belastung werden – sowohl für die stotternden Mädchen und Jungen als auch für ihre Lehrkräfte und die ganze Klasse. Stottern verunsichert alle Beteiligten, denn der angemessene Umgang mit einem stotternden Kind oder Jugendlichen ist häufig unklar. Damit Stottern die Schulzeit betroffener Kinder nicht negativ prägt und Chancengleichheit für sie gewahrt werden kann, schafft dieser Ratgeber Klarheit: Er vermittelt in übersichtlicher, präziser Form Grundlagen über die Sprechbehinderung Stottern, gibt Informationen zum Nachteilsausgleich für mündliche Leistungen sowie zu den rechtlichen Hintergründen, nicht zuletzt präsentiert der Ratgeber praxisnahe Vorschläge und Methoden für förderlichen, positiven Umgang mit Stottern in der Schule. Damit ist dieses Buch auch ein hervorragender Ratgeber für Eltern stotternder Kinder.

Eelco de Geus

Manchmal stotter' ich eben

Ein Buch für stotternde Kinder von 7 bis 12 Jahren

3. überarbeitete Neuauflage 2011, 60 Seiten farbig illustriert

ISBN 978-3-921897-63-8

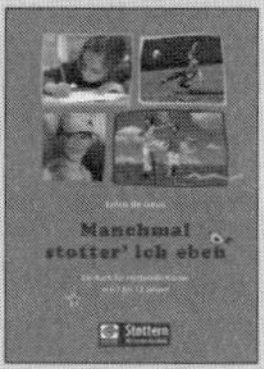

Einfühlsam und altersgerecht spricht der Autor an, was Stottern ist, wie unterschiedlich es auftritt und welche Gefühle und Reaktionen damit verbunden sein können. Er regt das Kind zur Analyse des eigenen Sprechens an und thematisiert mögliche Reaktionen nicht-stotternder Menschen auf das Stottern. Mit einigen vorgefertigten Briefen kann das Kind seine Angehörigen über Stottern per Brief oder per Mail informieren und gleichzeitig um Verständnis für seine Situation bitten. Mit diesem Buch wird Kindern und Angehörigen der Weg zu einem offenen Umgang mit Stottern gewiesen – der erste Schrift zur erfolgreichen Bewältigung.

Mimmo und die geheimnisvolle Lupe

Ein Bilderbuch für Kinder ab 5 Jahren

2004, 26 Seiten / ISBN 978-3-921897-46-1

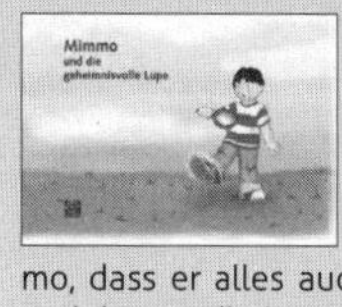

Mimmo stottert und gerade die unangenehmen Dinge haben für ihn eine übergroße Bedeutung, denn er sieht sie durch eine geheimnisvolle Lupe. Aber dann merkt Mimmo, dass er alles auch ganz anders betrachten kann und dass er die Lupe eigentlich gar nicht braucht ...

Margaret Klare

Hallo, hier ist Felix

Ein Jugendbuch zum Thema Stottern

Überarb. Neuaufl. 2008, 130 Seiten / ISBN 978-3-921897-52-2

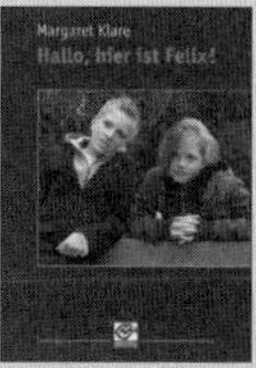

„Sie waren beide außer Puste und ließen sich fallen. Lange blieb es still. Marion spürte, dass er etwas sagen wollte. Sie fasste seine Hand. Ihre Finger schoben sich ineinander. Hier h-h-hat alles ange-gefangen, sagte Felix." Das Buch erzählt die Geschichte des 15jährigen Felix, es erzählt von seinem Stottern, seiner ersten Liebe – und einer Sprachtherapie. Es ist eines der wenigen positiven Beispiele, wenn es um die Darstellung des Stotterns im Jugendbuch geht. Ein Jugendbuch nicht nur für Jugendliche.

Das Buch wurde bereits 1993 mit dem 2. Preis des Jan-Procházka Jugendliteraturpreis ausgezeichnet.

Marion Stelter

Fritzi und Wolle

Ein Bilderbuch für 4 bis 6-jährige Kinder

2014, 32 Seiten, großformatig / ISBN 978-3-921897-72-0

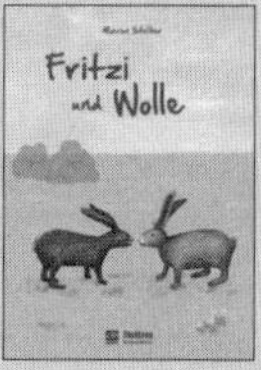

Tiere als Identifikationsfiguren und Vorbilder für das Kind bieten Verhaltensweisen und Möglichkeiten der Auseinandersetzung mit dem Thema Stottern. In diesem Buch werden Fragen gestellt, die stotternde Kinder häufig beschäftigt und die sie oft nicht aussprechen mögen. In einer offenen, liebevollen Atmosphäre werden die Themen kindgerecht behandelt. Für Erwachsene gibt es im letzten Kapitel des Buches Informationen zum Stottern und zum Umgang damit sowie Anregungen für den hilfreichen Einsatz des Buches.

Ruth E. Heap (Hrsg.)

Meine Worte hüpfen wie ein Vogel

Kinder malen ihr Stottern

2005, 54 Seiten / ISBN 978-3-921897-49-2

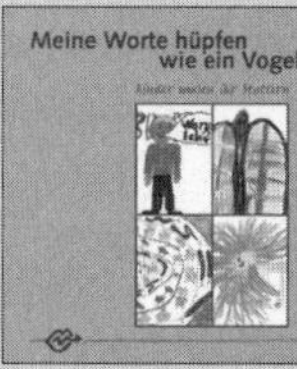

In beeindruckender Weise lassen die Bilder in diesem Buch daran teilhaben, was stotternde Kinder fühlen, denken und erleben. Doch nicht nur die Erlebniswelt der Kinder wird erfahrbar gemacht: Kleine Sachtexte vermitteln außerdem Wissenswertes zum Thema Stottern. Schritt für Schritt wird Eltern gezeigt, wie sie mit dem Stottern ihres Kindes umgehen und wie sie sich verhalten können. Auch für Therapeuten bietet das Buch in ihrer Arbeit eine wertvolle Hilfe als Einstieg in die Gefühlswelt ihrer kleinen Patienten. Das Buch richtet sich an Erwachsene, es ist kein Bilderbuch für Kinder.

Quellenverzeichnis

Benecken, J. (1993). Wenn die Grazie misslingt. Zur psychosozialen Situation stotternder Menschen. Regensburg: S. Roderer Verlag,

BVSS (Hrsg.) (2010). Mein Kind stottert – was nun? Ein Ratgeber für Eltern Köln: Demosthenes-Verlag

Hansen, B. Iven, C. (2002). Stottern und Sprechflüssigkeit. Sprach- und Kommunikationstherapie mit unflüssig sprechenden (Vor-)Schulkindern. München: Urban & Fischer

Johannsen, H., Schulze, H. (2001). Ätiologie und Verlaufsbedingungen des kindlichen Stotterns: Darstellung der Inhalte und Zielsetzungen einer Längsschnittstudie. In: Sprache, Stimme, Gehör. Zeitschrift für Kommunikationsstörungen. (25), 10-19. Stuttgart: Georg Thieme Verlag

Lattermann, C. (2010). Das Lidcombe-Programm zur Behandlung frühkindlichen Stotterns. Neuss: Natke-Verlag

Lutz, C. (2009). Hamburger Workshop für Eltern stotternder Kinder (HAWESK) Ein Gruppenkonzept zur Änderung der elterlichen Einstellung zum Stottern ihrer Kinder – Hintergründe und erste orientierende Ergebnisse. In: Forum Logopädie, 2, 6-14. Idstein: Schulz-Kirchner.

Natke, U. (2005). Stottern. Erkenntnisse, Theorien, Behandlungsmethoden. 2. Aufl. Bern: Hans Huber Verlag.

Neumann, K. (2005). Wortstau im Gehirn. In: Gehirn und Geist, 1-2, 40-45. Heidelberg: Spektrum der Wissenschaft Verlag

Sandrieser, P., Schneider, P. (2008). Stottern im Kindesalter. 3. Aufl. Stuttgart: Georg Thieme Verlag.

Sommer, M. (2012). Fehlstart im Gehirn. In: Gehirn und Geist, 3, 40-45. Heidelberg: Spektrum der Wissenschaft Verlag

Thum, G. (2011). Stottern in der Schule. Ein Ratgeber für Lehrerinnen und Lehrer. Köln, Demosthenes Verlag (Bundesvereinigung Stottern & Selbsthilfe e.V.)

Wendlandt, Wolfgang in: http://www.youtube.com/watch?v=o53OcKR-RFI, BVSS (Hrsg.) Das WWW des Stotterns (DVD). Ein Interviewfilm mit Stotterexperten 2011, Köln: Demosthenes-Verlag

http://www.sueddeutsche.de/wissen/britische-studie-zweisprachig-erzogene-kinder-stottern-haeufiger-1.702636: 31.08.2013

Internet-Adressen zum Thema Mobbing:
www.gewalt-in-der-schule.de
www.mobbingberatung.info
www.schueler-mobbing.de
www.no-blame-approach.de